Anand Jaired Kiran

100 MANDALAS
1 ORÁCULO

Introducción

Mandala, que originalmente significa rueda, se traduce también como "altar", "círculo sagrado", "centro", "redondo con plenitud", "reunión", etc. Fonéticamente, en tibetano es "giku", que significa "envoltura media". Originalmente era una pequeña base de tierra construida para la práctica del yoga; más tarde también se hizo con el dibujo, que es una especie de arte budista encubierto. Esta tradición ha sido absorbida por la tradición tántrica y ha dado lugar a muchas formas diferentes de mandala.

Es el centro de la energía de la práctica de la tradición del Tantra. De acuerdo con los diversos significados del mandala, es la "disposición del todo, circular y ordenada" hecha por cada religión para describir o representar el modelo cósmico de su religión, o para revelar la realidad del universo tal como la ve su religión, para expresar la realidad cósmica. La palabra sánscrita del mandala significa "esencia" en combinación con "tener" o "contener", y también significa "circunferencia del círculo" o "terminación".

El mandala simboliza el hogar de las deidades, la tierra purificada de los Budas. En principio, el mandala es un símbolo geométrico de estructura compleja que se interpreta como un modelo del universo, un "mapa del cosmos". La forma típica es el círculo exterior, el cual inscribe un cuadrado y que a menudo está segmentado o tiene la forma de un loto. El círculo exterior es el universo, el círculo interior es la dimensión de las deidades, los *bodhisattvas*, los budas. El cuadrado entre ellos está orientado a los lados del mundo y tiene salidas en forma de T a cada lado como una puerta de entrada al universo. El cuadrado se divide en 4 partes. La quinta parte es el centro. Cada una de las partes tiene su propio color. El color se asocia con los lados del mundo, con uno de los Budas, los sentidos, la sabiduría, el mantra.

También el mandala se corresponde con los calendarios y estructuras cronológicas.

Los mandalas pueden ser tanto bidimensionales, representados en un plano, como de volumen, en relieve. Están bordados en telas, dibujados en la arena, elaborados con polvos no ferrosos y hechos de metal, piedra o madera. Los mandalas se representan a menudo en pisos, paredes y techos de los templos. El mandala es tan sagrado en Oriente que se pinta con el uso de rituales especiales y puede considerarse un objeto de veneración.

Algunos de los mandalas están hechos de polvos de colores para ciertas prácticas rituales (por ejemplo, en la dedicación de *Kalachakra*). Al final del ritual, el mandala es destruido.

También, de acuerdo al esquema de mandalas, se construyeron templos hindúes y altares védicos

Leyenda del mandala

Se dice que en el mundo de la Felicidad Suprema de Occidente, de donde el reino de Buda emana felicidad celestial, hay una flor extremadamente fragante y hermosa que cae del cielo sin interrupción, de día o de noche, que se llama la flor del mandala.

La flor del mandala, originaria de la India, es conocida en China como el "espíritu sagrado del budismo" y se dice que trae una felicidad sin fin, pero solo los afortunados del cielo tienen la oportunidad de verla.

Cómo usar este libro

Existen varias formas de usar este compendio de mandalas y enseñanzas de Siddhartha Gautama, más conocido como Buda. Puedes solo colorearlos y leer la enseñanza, o puedes ir más allá en el conocimiento de ti mismo. Te voy a enseñar cómo lo utilizo.

Siéntate en una posición cómoda, con música suave, la que prefieras. Personalmente me atraen mucho el bansuri, o flauta hindú. A mi entender, todo instrumento de viento imita la voz humana; más aún si lo que vamos a trabajar es nuestro interior. También te recomiendo fotocopiar el mandala en vez de pintarlo sobre el libro, así cuando quieras volver a colorear el mandala podrás hacerlo sin problemas.

Puedes encender una vela y concentrarte en su llama. Tómalo entre tus manos y pregúntate: ¿qué es lo que me tienes que decir? Así, al aire. Tu subconsciente te dirá la respuesta a través de los colores y las formas que elijas. Los significados están al final de este libro.

Una vez que te decidas por alguno, debes leer la enseñanza que Buda y reflexionar en ella. Ahora trata de resumir esas palabras en una sola, máximo en dos palabras, para que las repitas como un mantra cuando estés pintando el mandala.

Otra forma de utilizarlo es abriendo al "azar" el libro y leyendo la enseñanza. Pongo azar entre comillas, porque este no existe. No existe la casualidad, sino la causalidad.

De cualquier forma que lo uses, estoy seguro de que te será de mucha ayuda.

100 mandalas para colorear

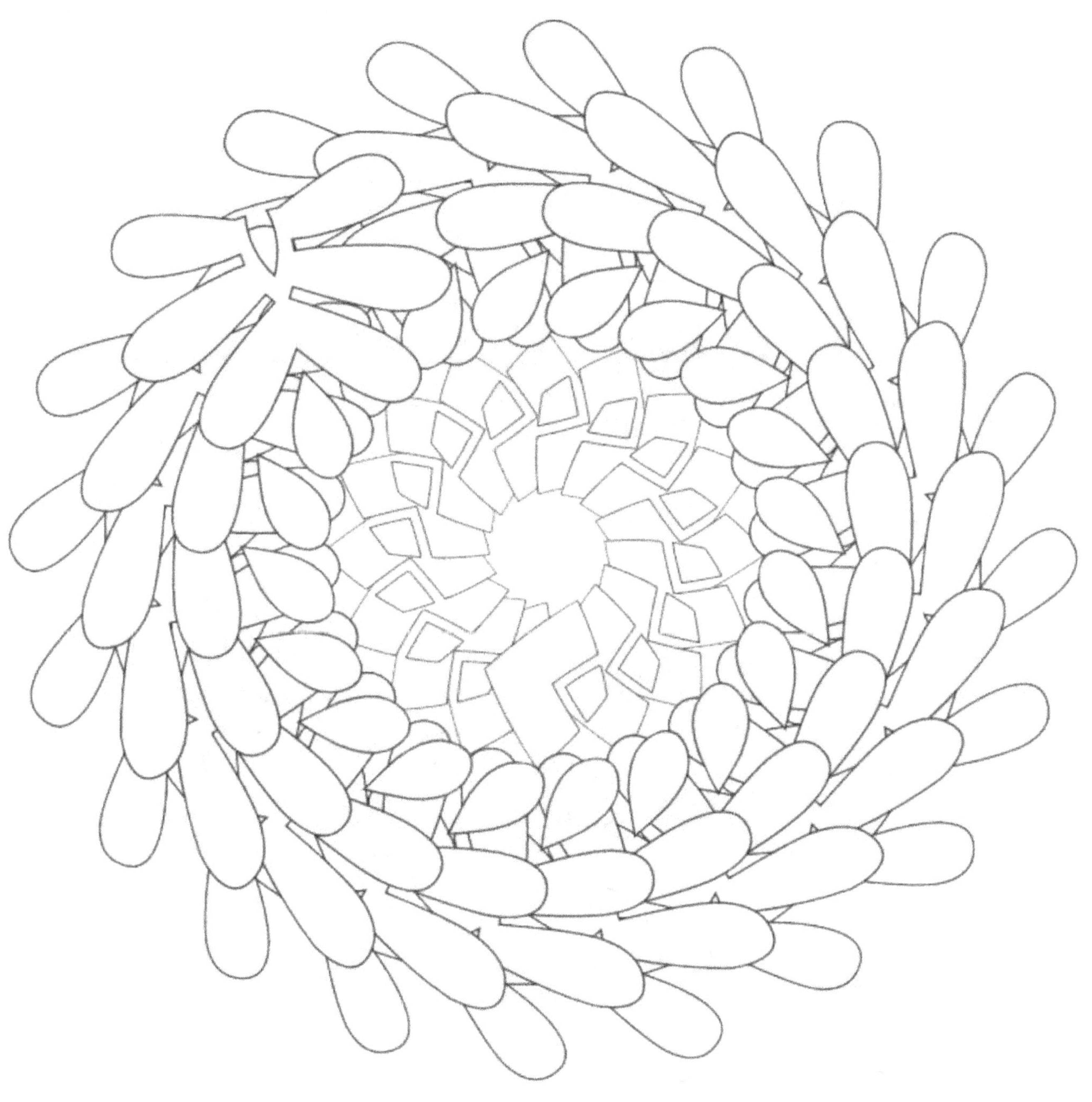

Se pueden encender miles de velas con una sola vela y la vida de la vela no se acortará. La felicidad nunca disminuye al ser compartida.

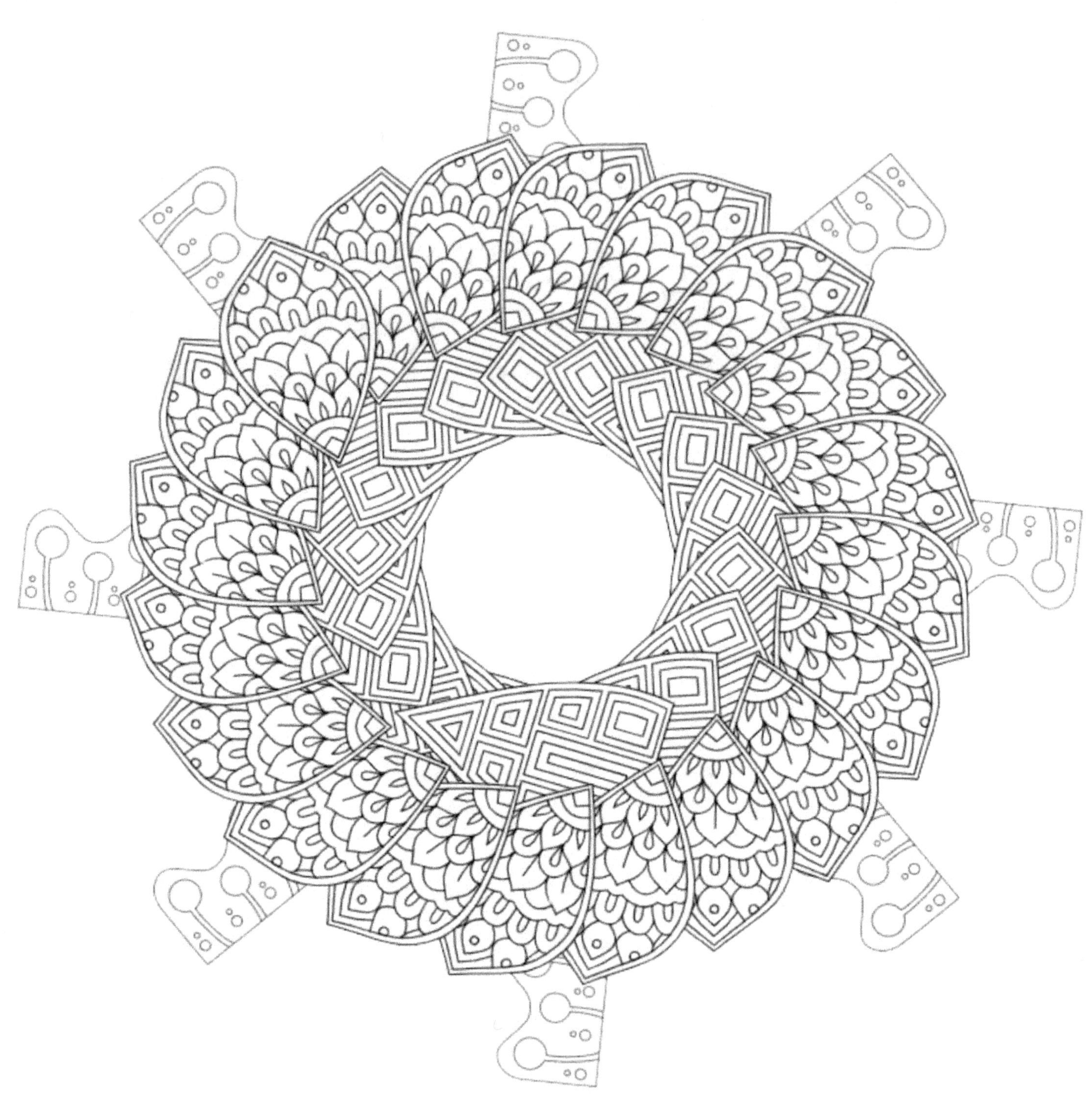

Aferrarse a la ira es como agarrar un carbón caliente con la intención de arrojarlo a alguien más; Tú eres el que se quema.

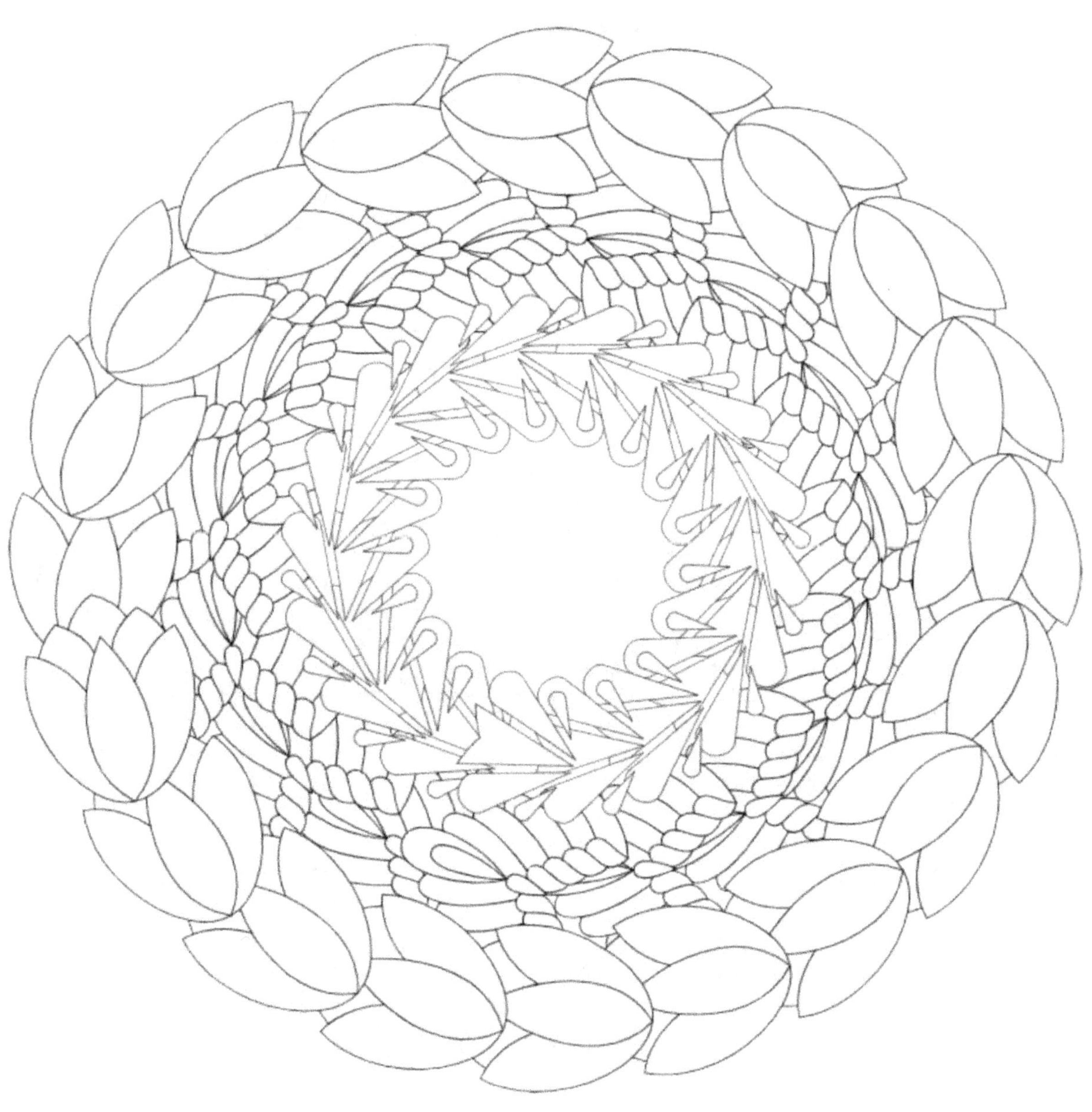

La paz viene de adentro, no la busques afuera.

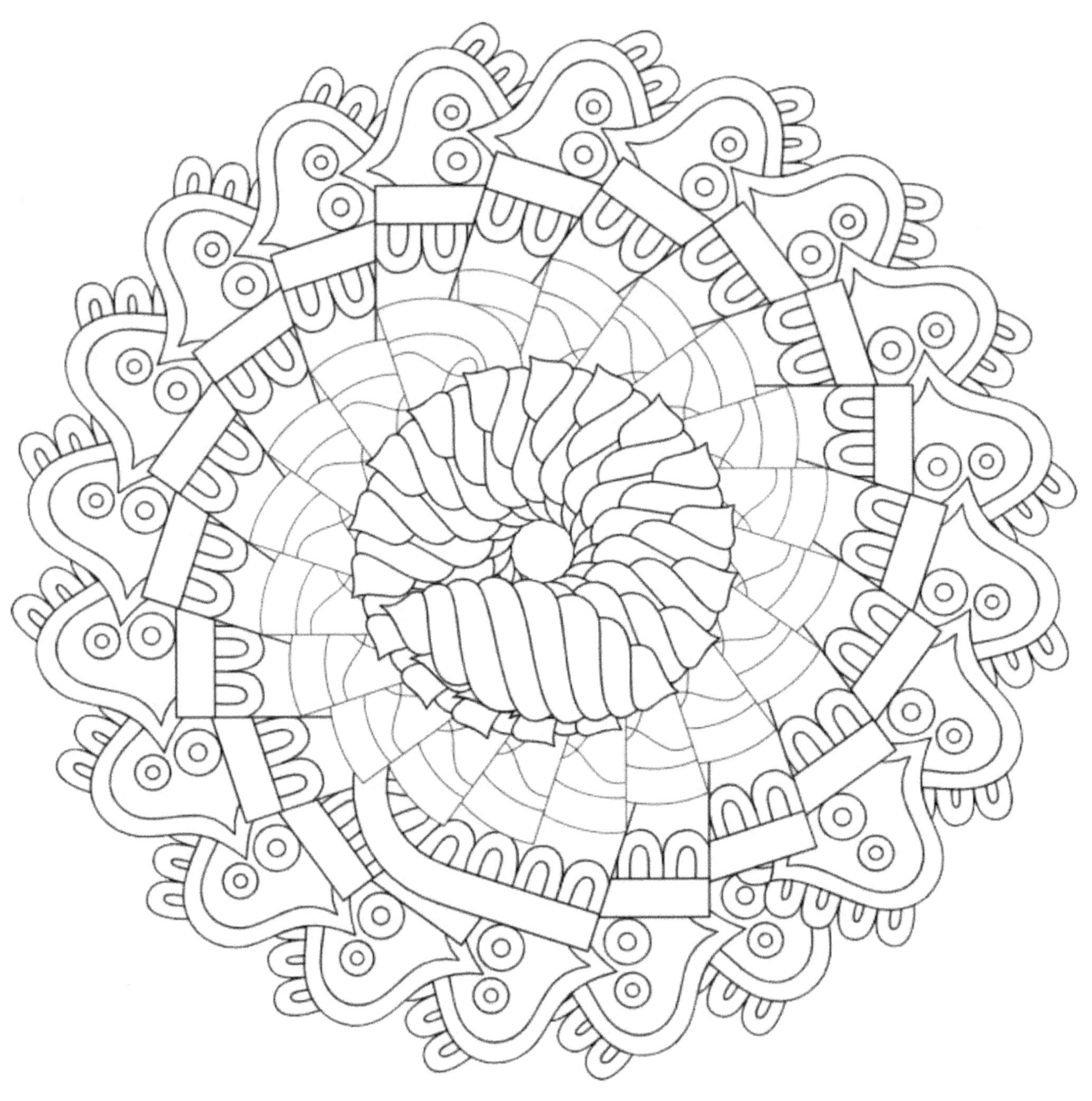

Hay tres cosas que no se pueden ocultar por mucho tiempo: el sol, la luna y la verdad.

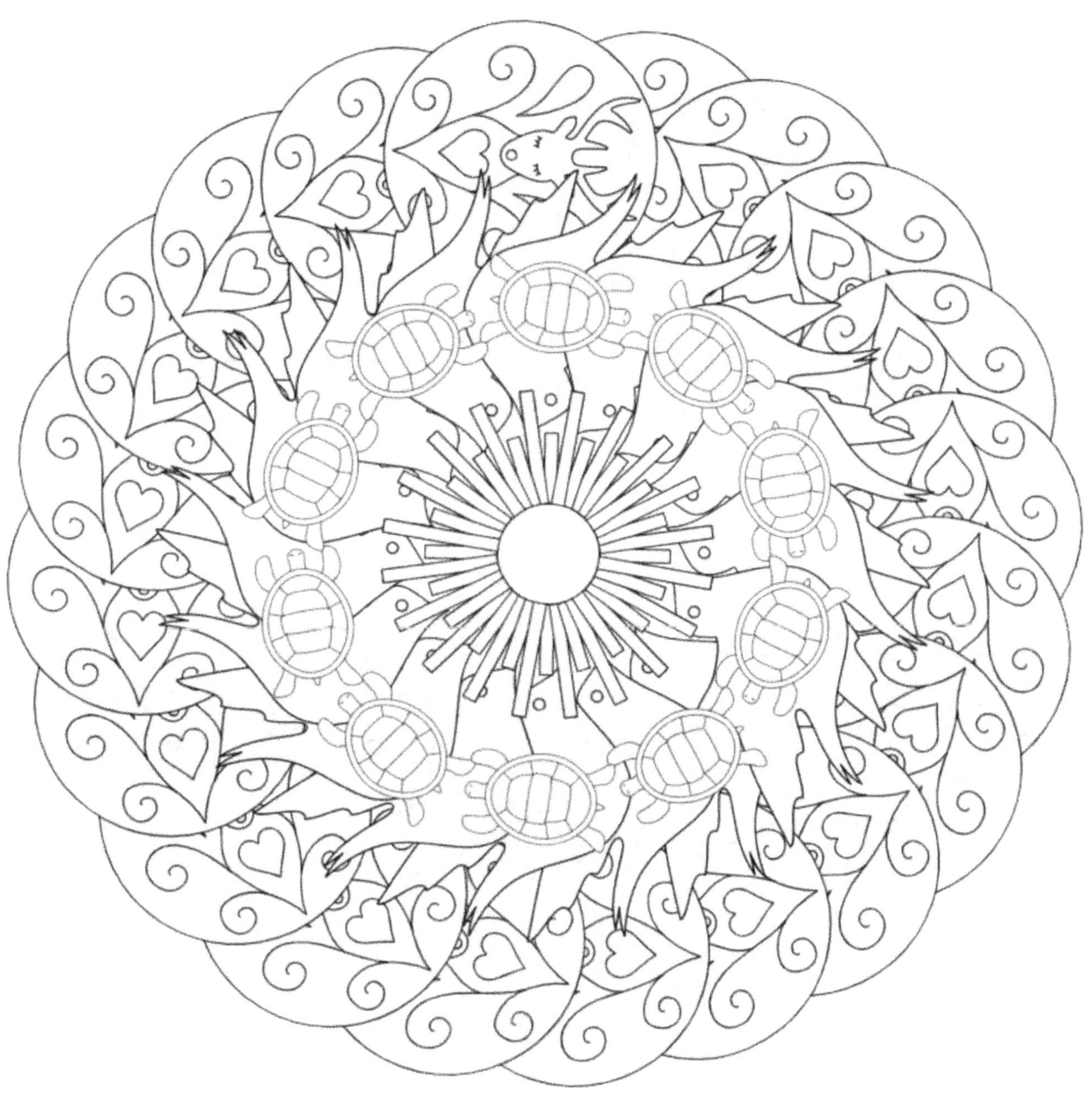

Más grande que la conquista en batalla de mil veces mil hombres es la conquista de uno mismo... Mejor conquistarse a uno mismo que conquistar a los demás.

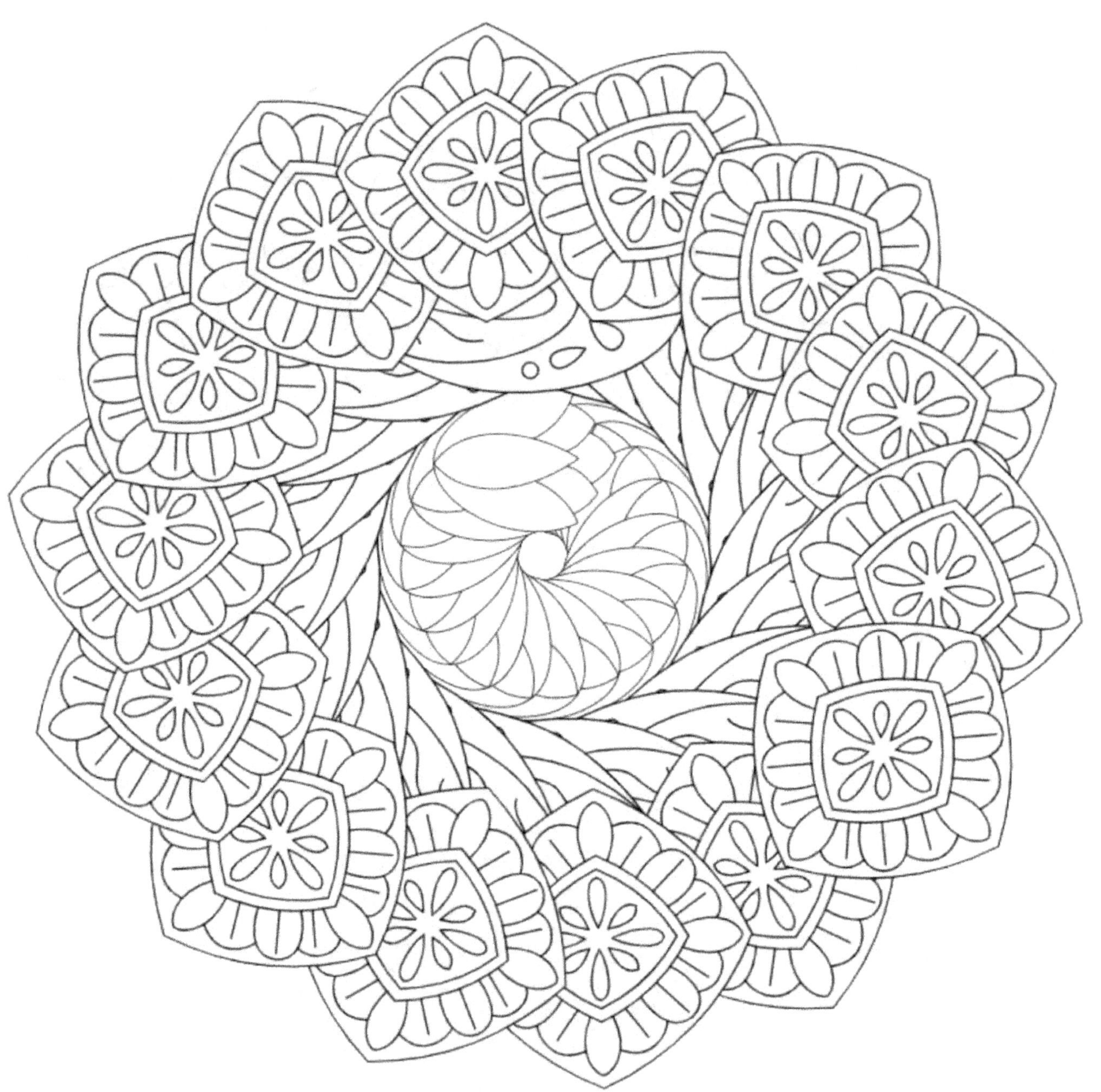

No importa cuantas palabras santas leas, ni cuantas hables, ¿De qué te valen si no actúas de acuerdo a ellas?

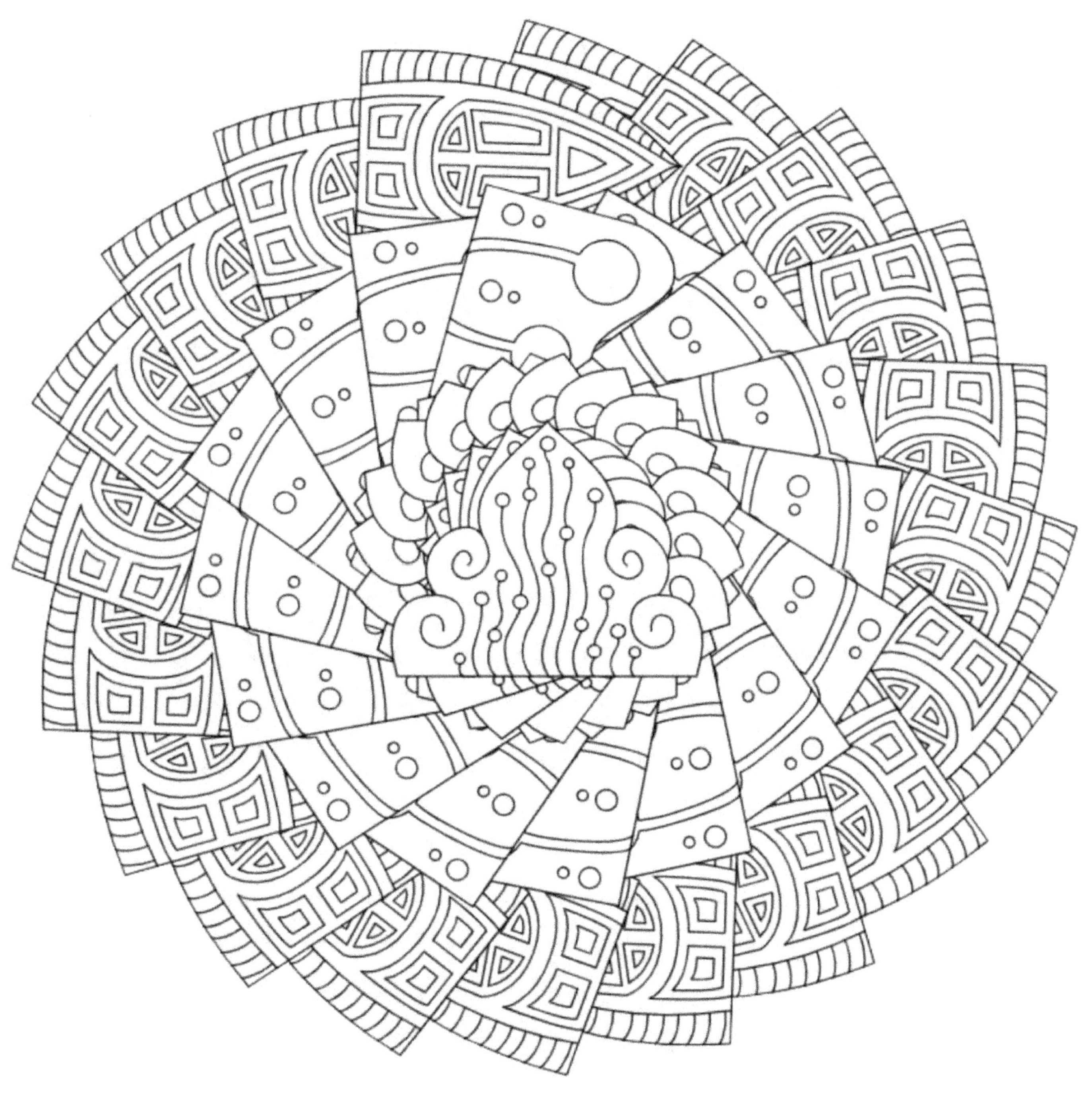

Un momento puede cambiar un día, un día puede cambiar una vida y una vida puede cambiar el mundo.

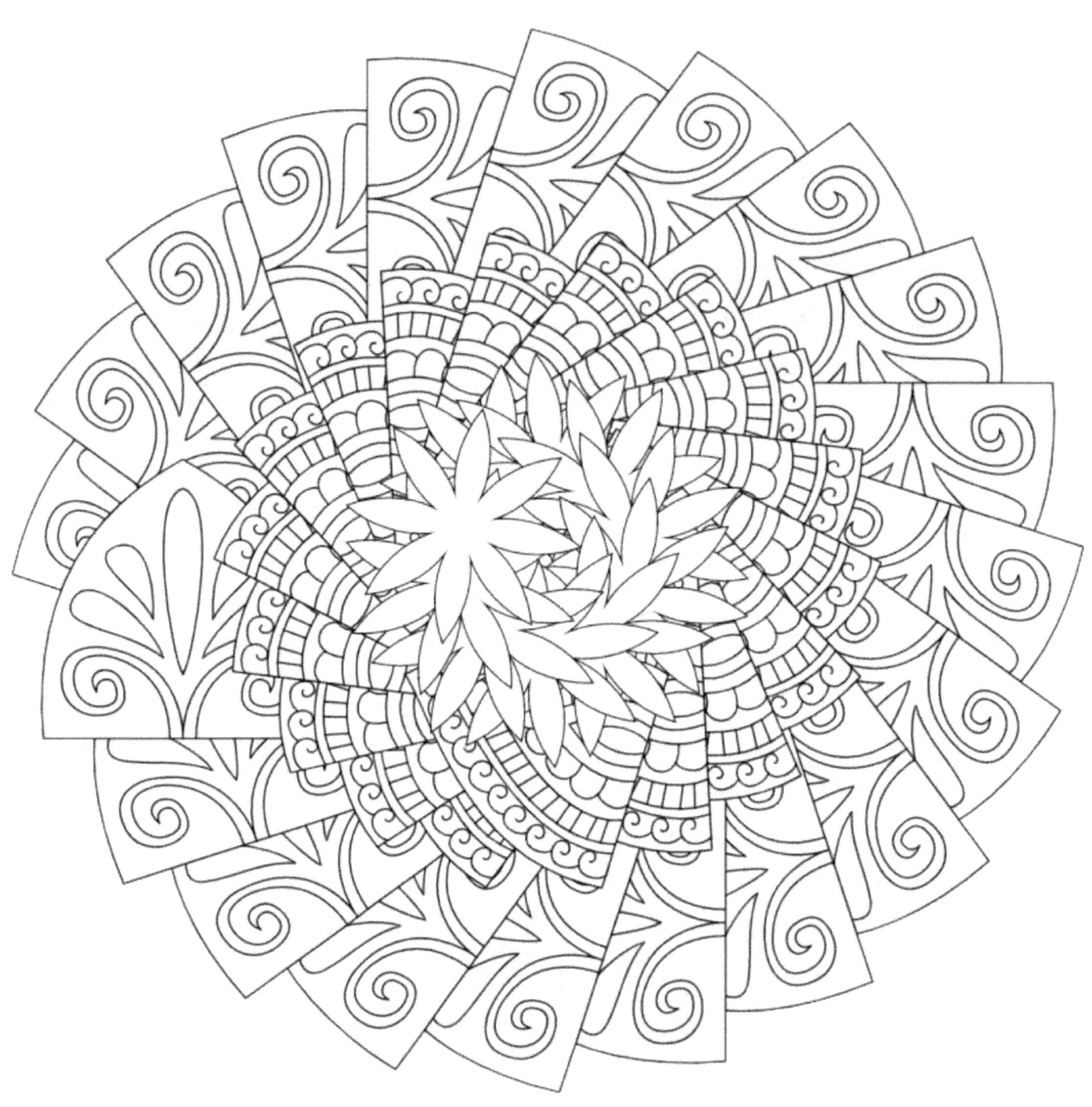

La oración más grande es la **_paciencia_**.

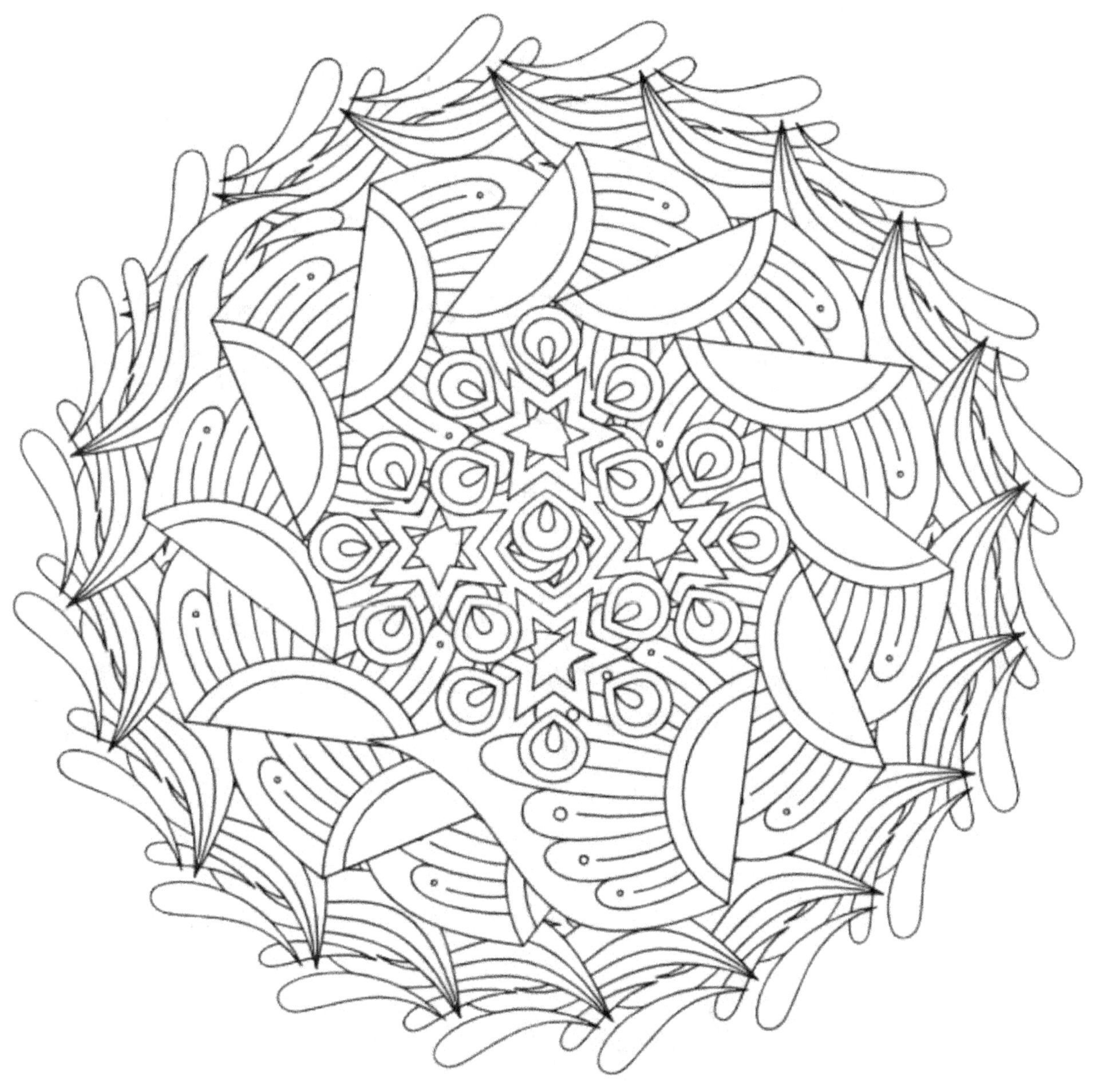

Nadie nos salva sino nosotros mismos. Nadie puede y nadie debe. Nosotros mismos debemos recorrer el camino.

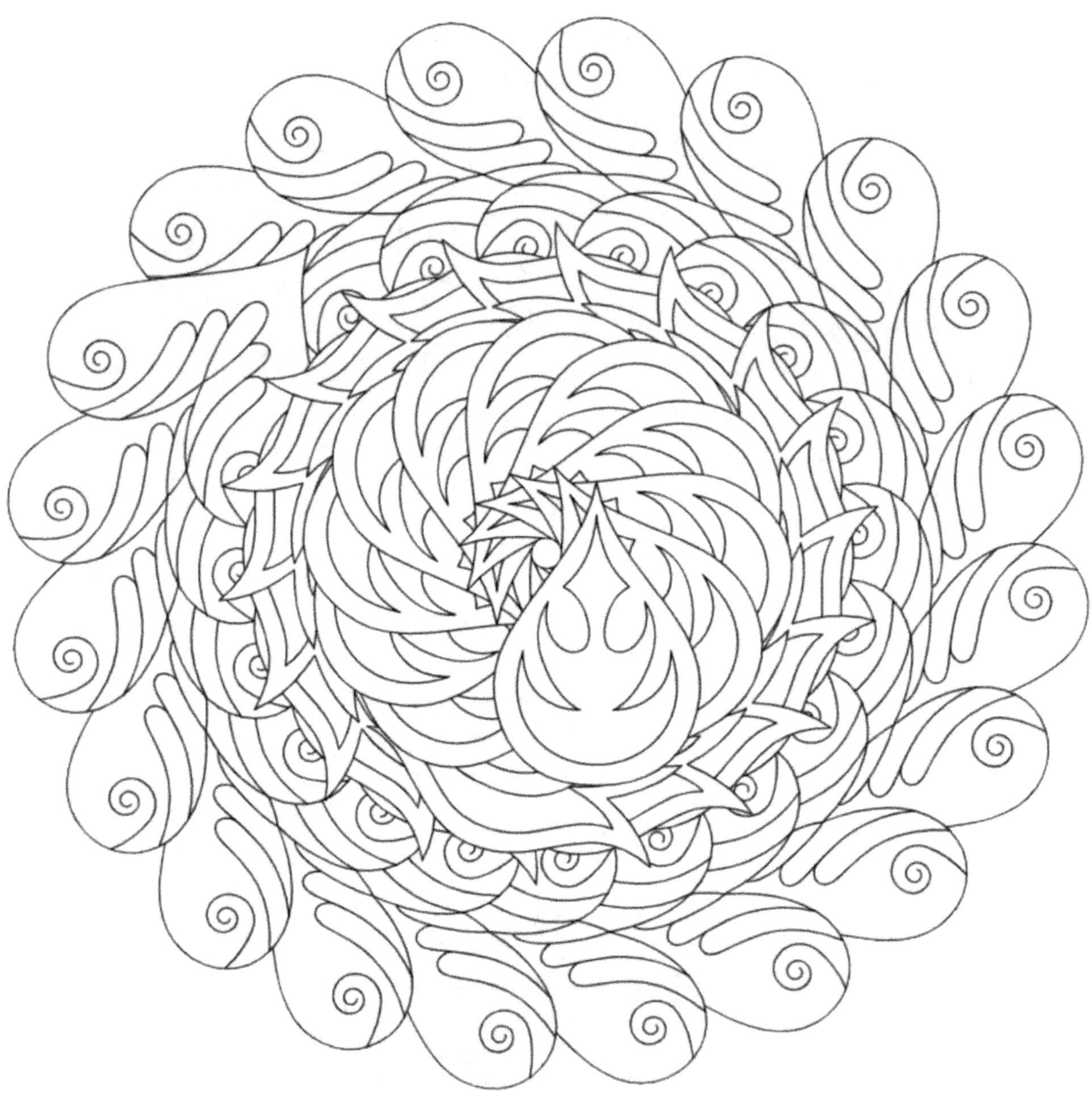

Nuestra vida está moldeada por nuestra mente; nos convertimos en lo que pensamos. El sufrimiento sigue un a pensamiento malvado como las ruedas de un carro siguen a los bueyes que tiran de él. Nuestra vida está formada por nuestra mente; nos convertimos en lo que pensamos. La alegría sigue un pensamiento puro como una sombra que nunca se va.

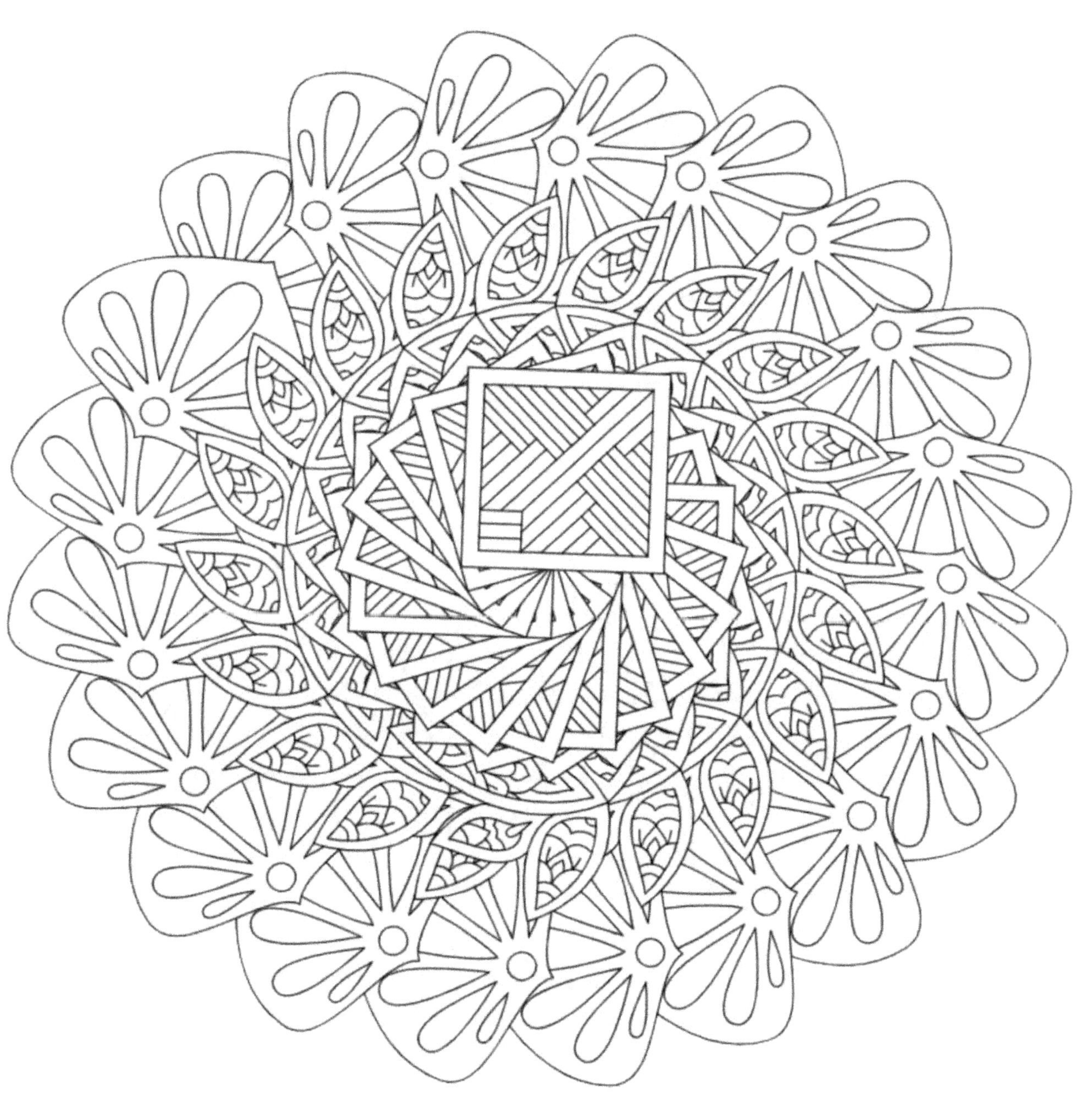

La salud es el mayor regalo, la alegría la mayor riqueza,
la fidelidad la mejor relación.

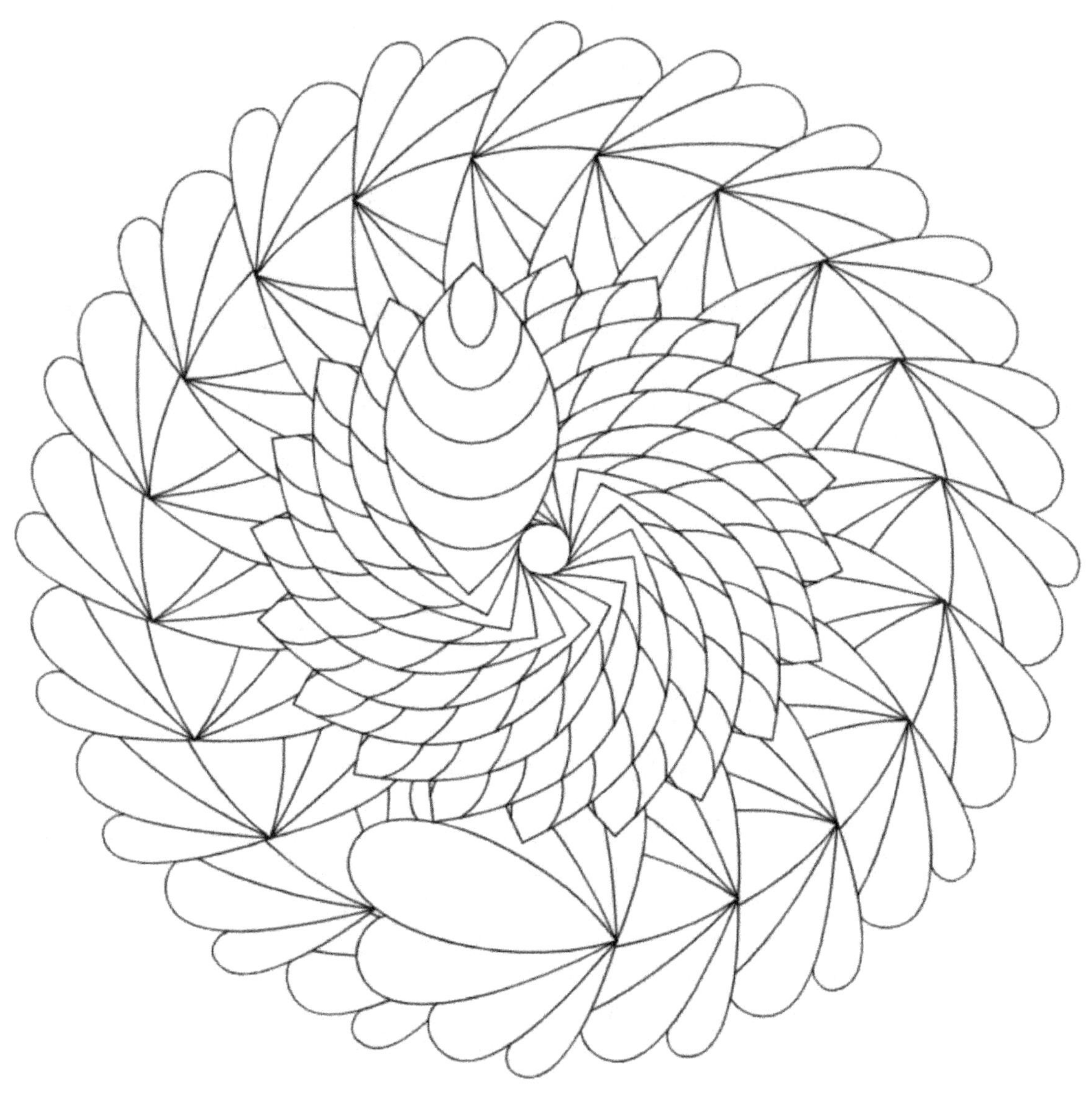

Que todo lo que tenga vida sea liberado del sufrimiento.

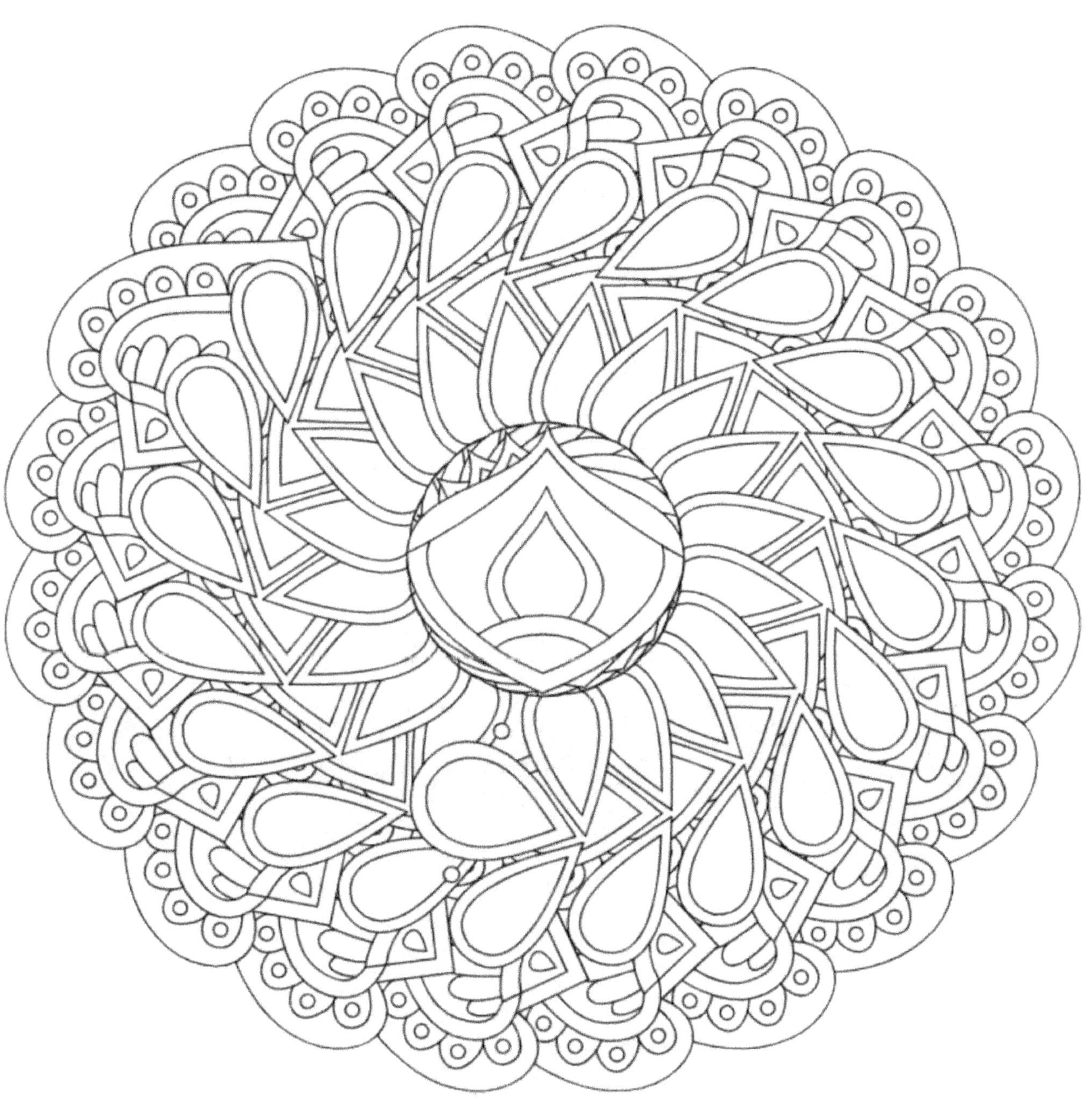

Mientras comas, camines o viajes permanece en donde estés. De lo contrario te perderás la mayor parte de tu vida.

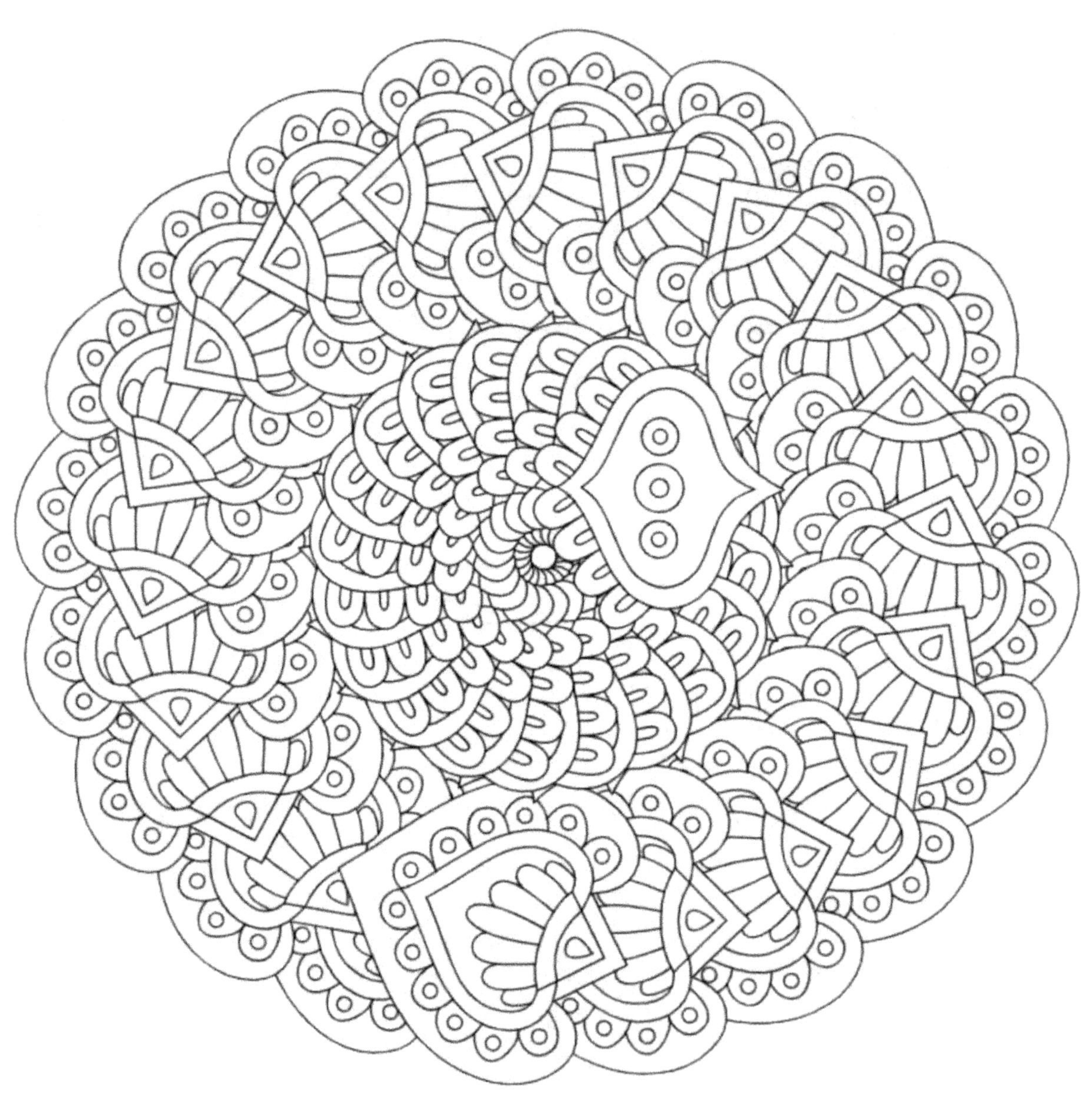

Somos lo que pensamos. Todo lo que somos surge de nuestros pensamientos. Con nuestros pensamientos hacemos el mundo.

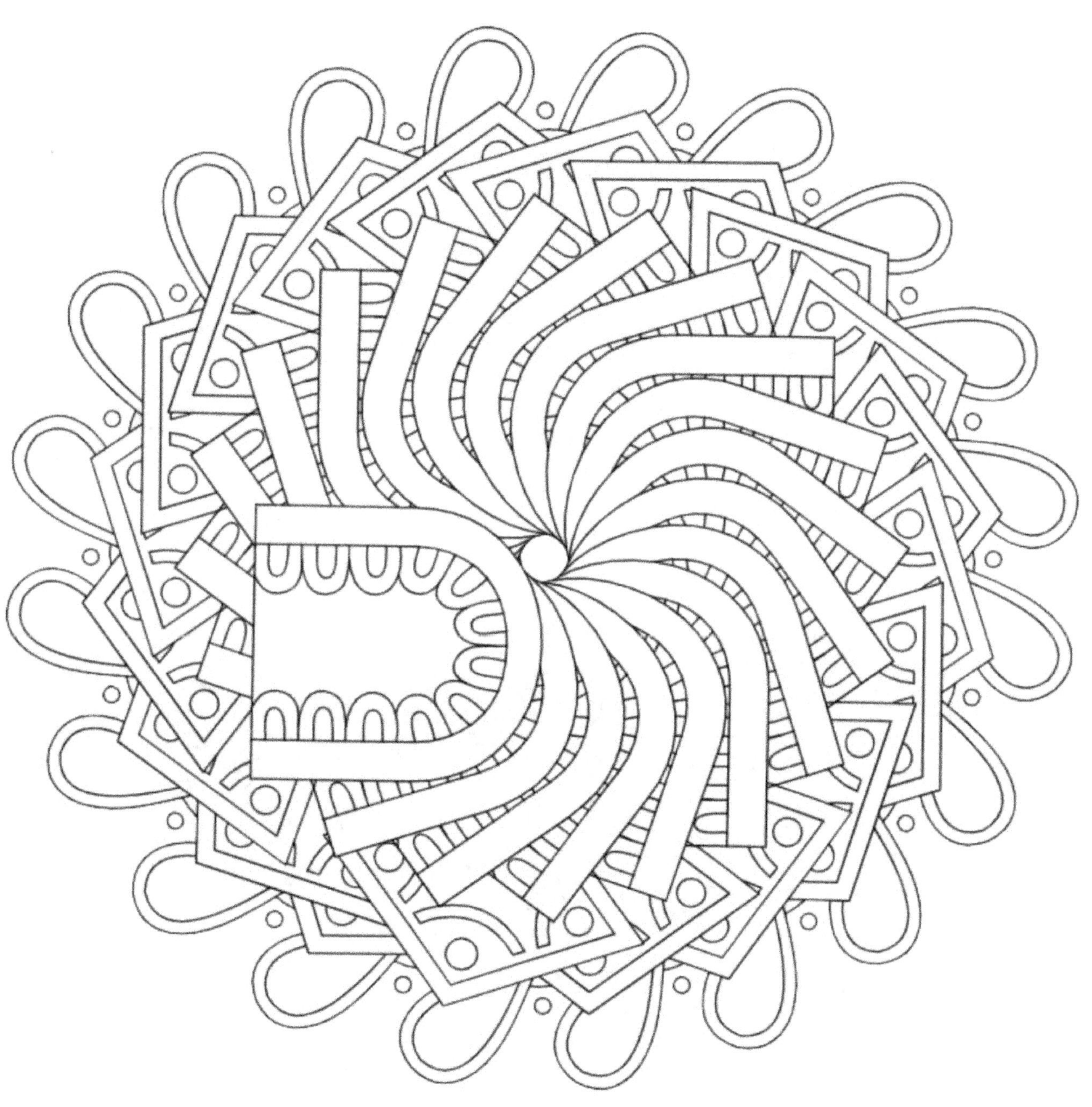

Para vivir una vida puramente altruista, uno no debe contar nada como propio en medio de la abundancia.

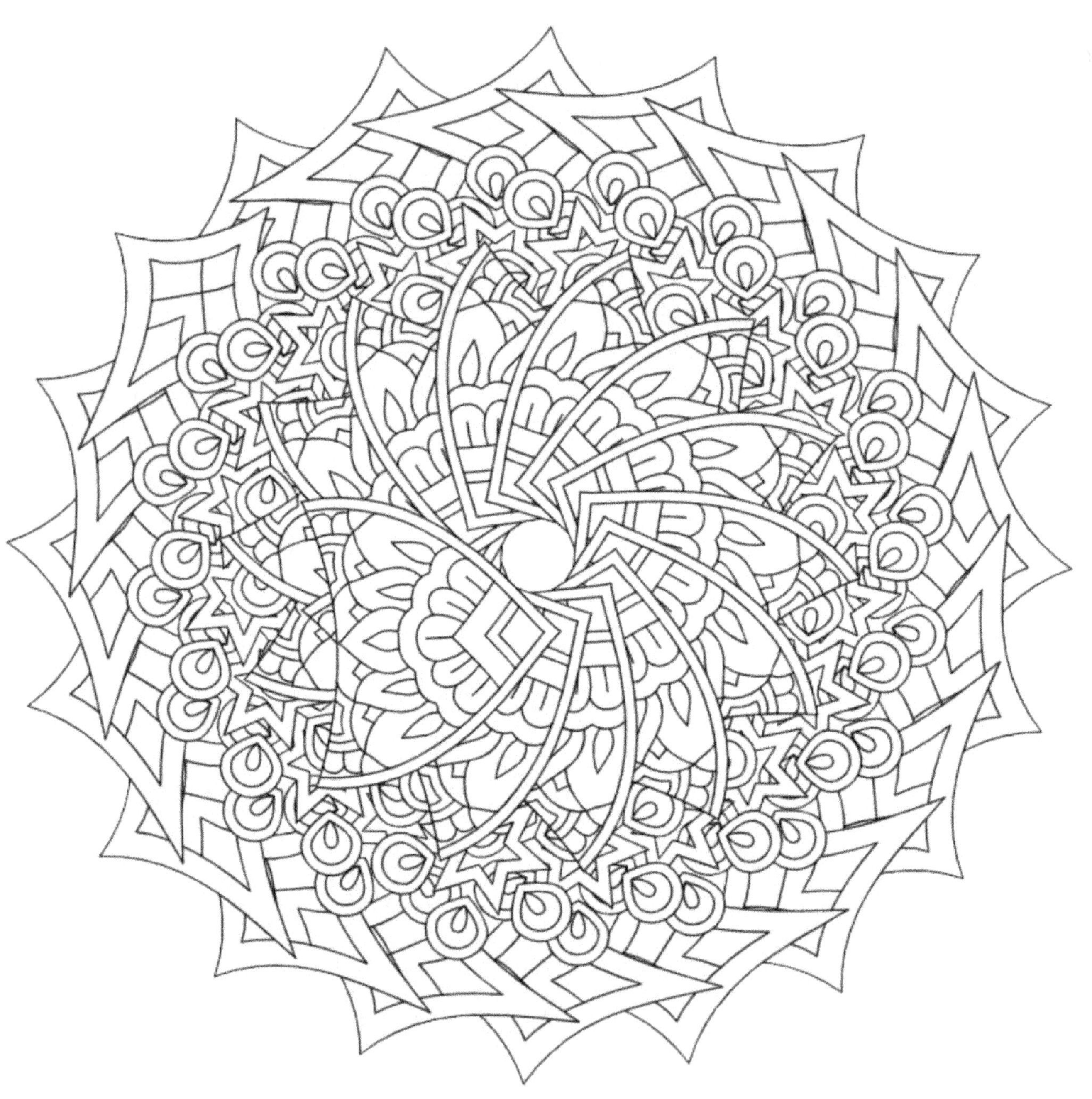

Para vivir una vida puramente altruista, uno no debe contar nada como propio en medio de la abundancia.

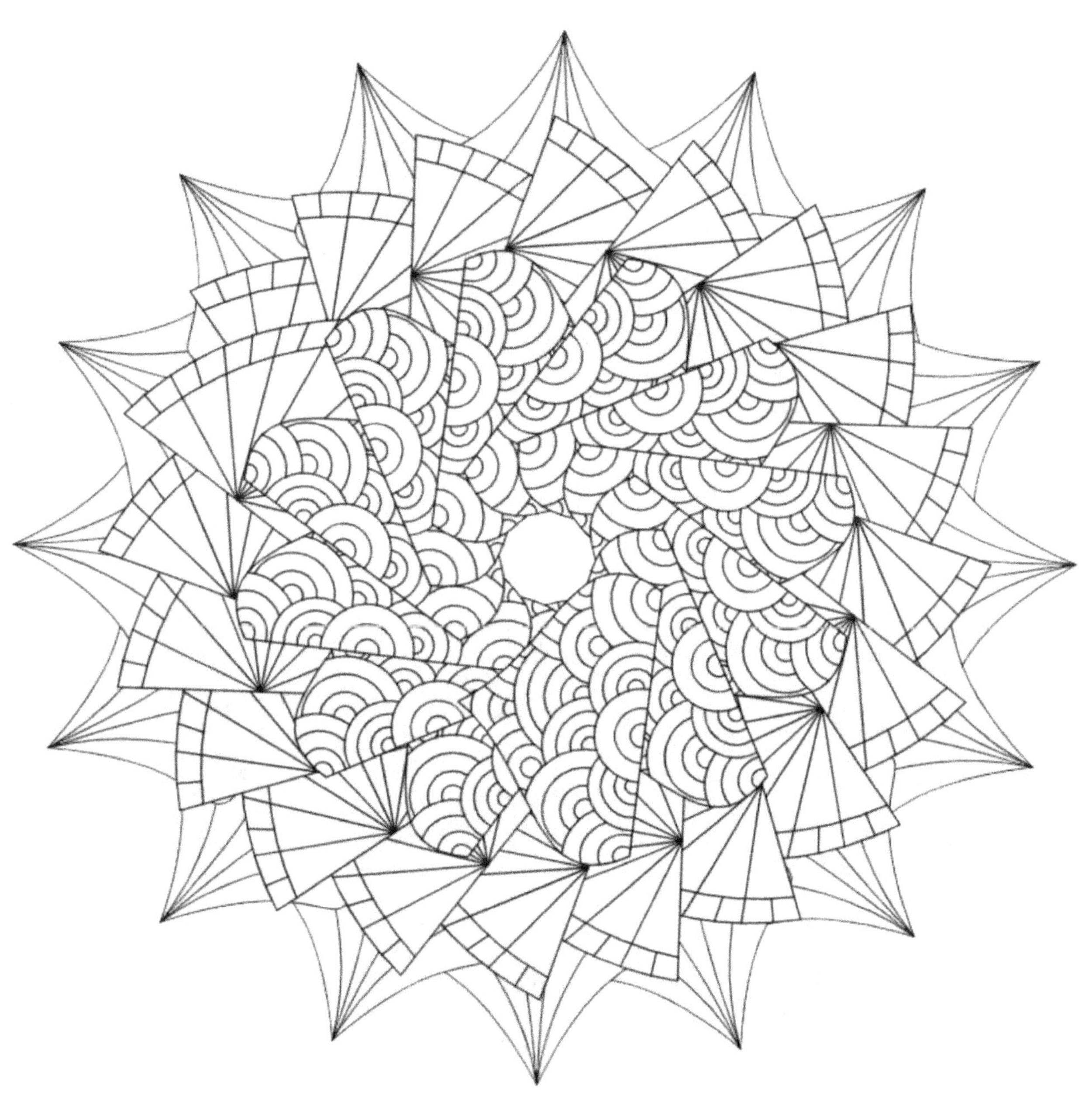

Insistir en una práctica espiritual que te sirvió en el
pasado es como llevar una balsa sobre tu espalda
después de haber cruzado el río.

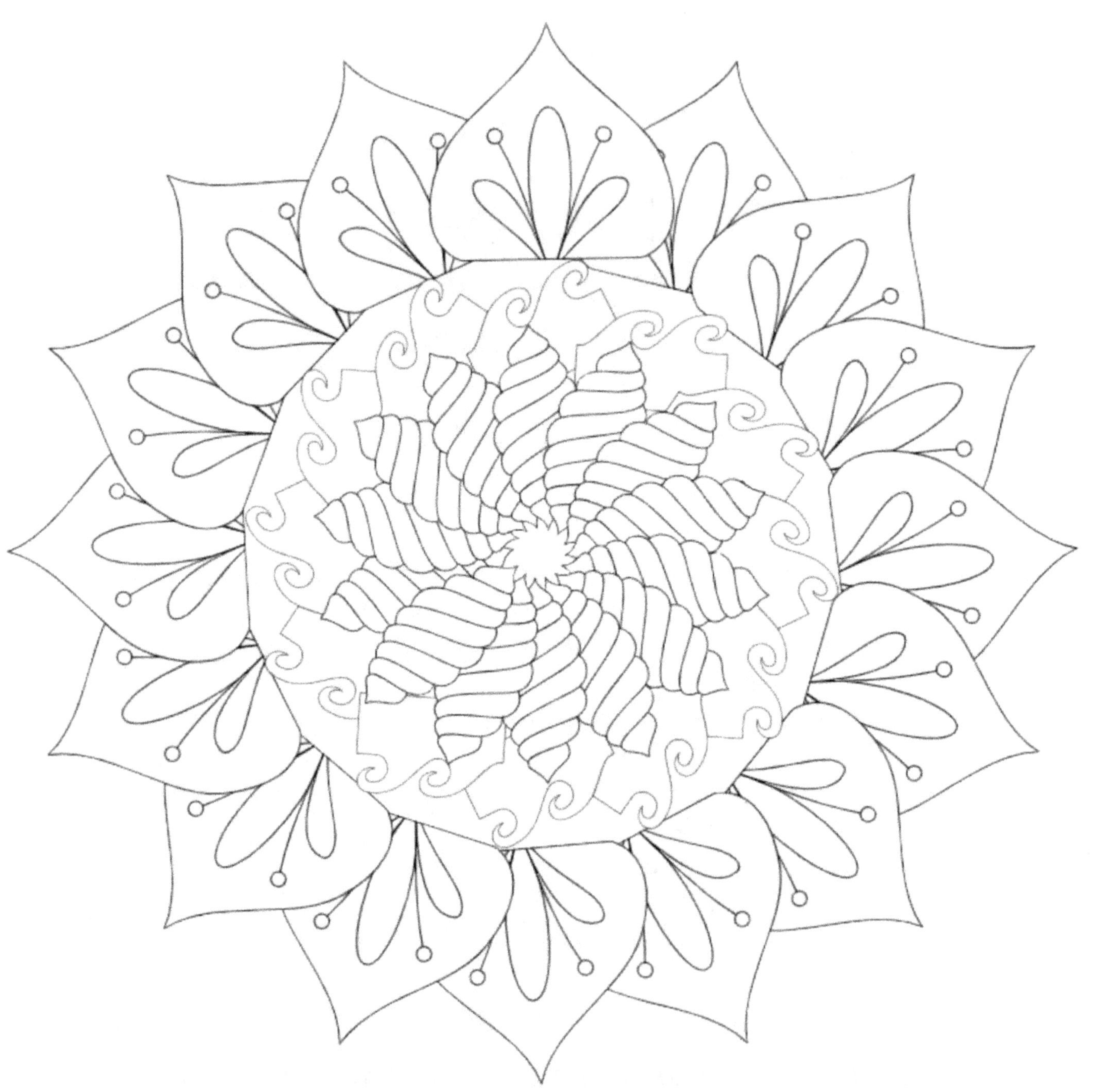

Nunca veo lo que ya se ha hecho; sólo veo lo que falta por hacer.

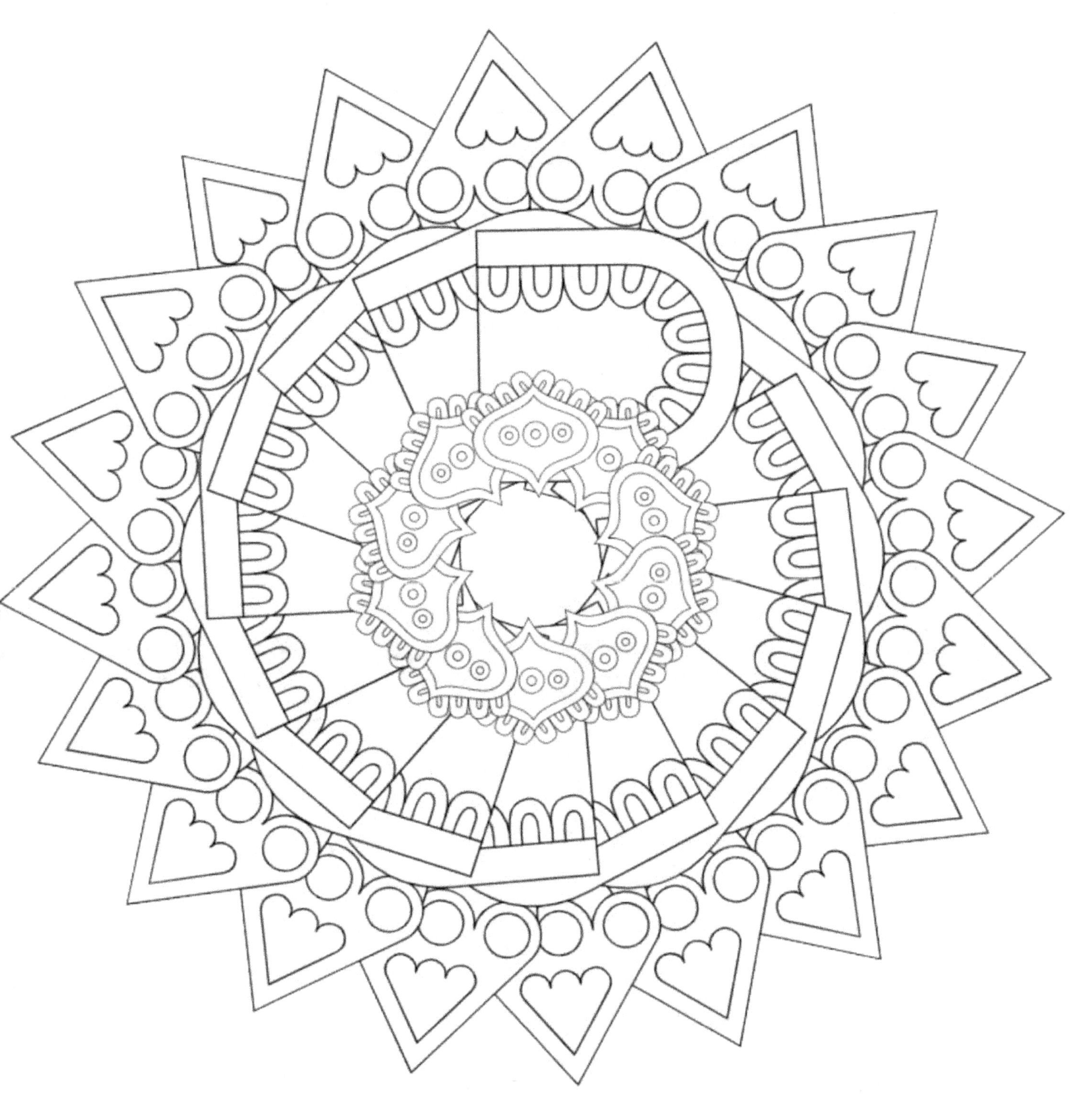

Recordar un error es como cargar un peso en la mente.

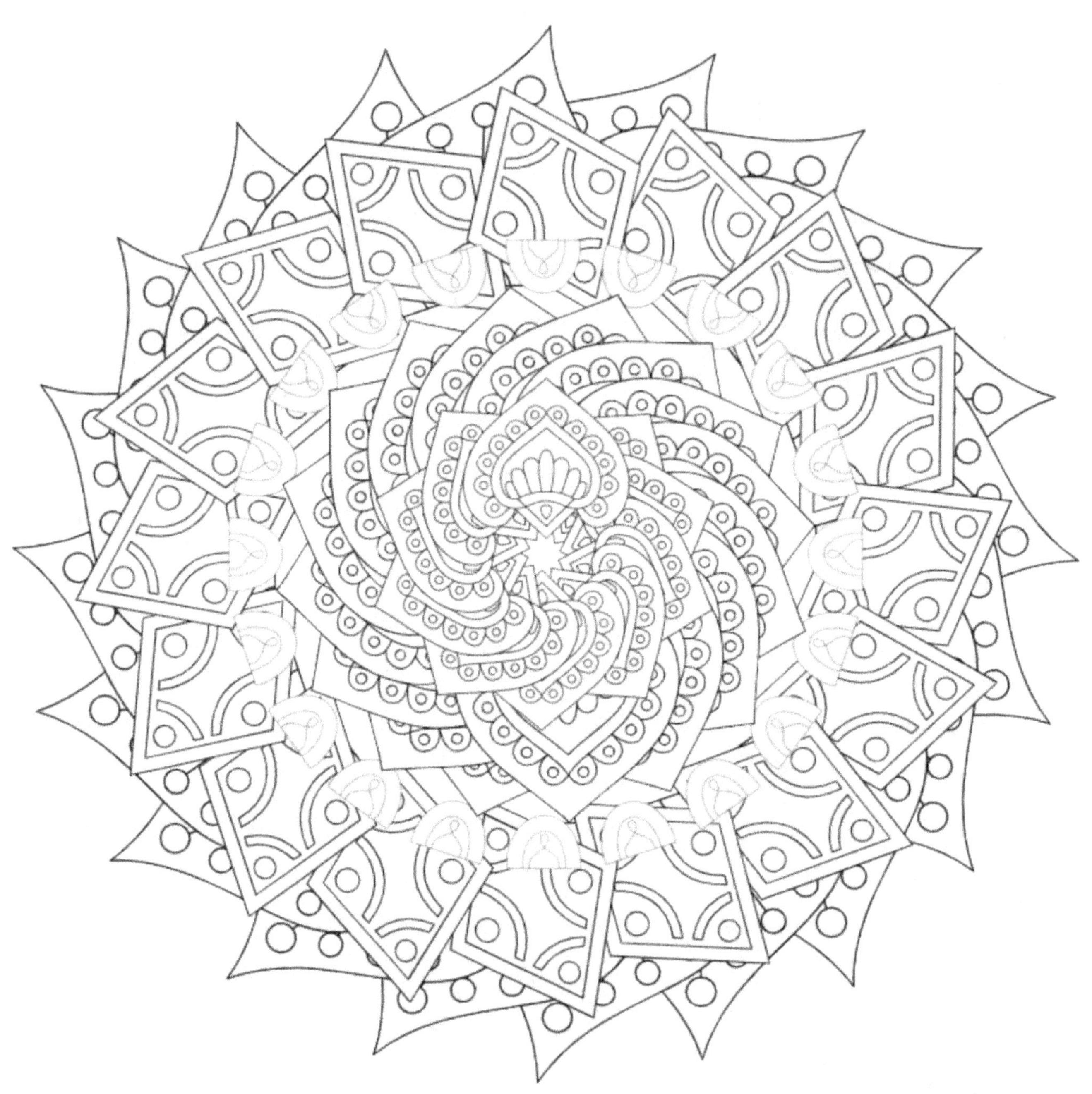

Imagina que todas las personas, menos tú, están iluminadas. Todas ellas son tus maestros. Cada una hace exactamente lo que necesitas para ayudarte a aprender paciencia, sabiduría perfecta, compasión perfecta.

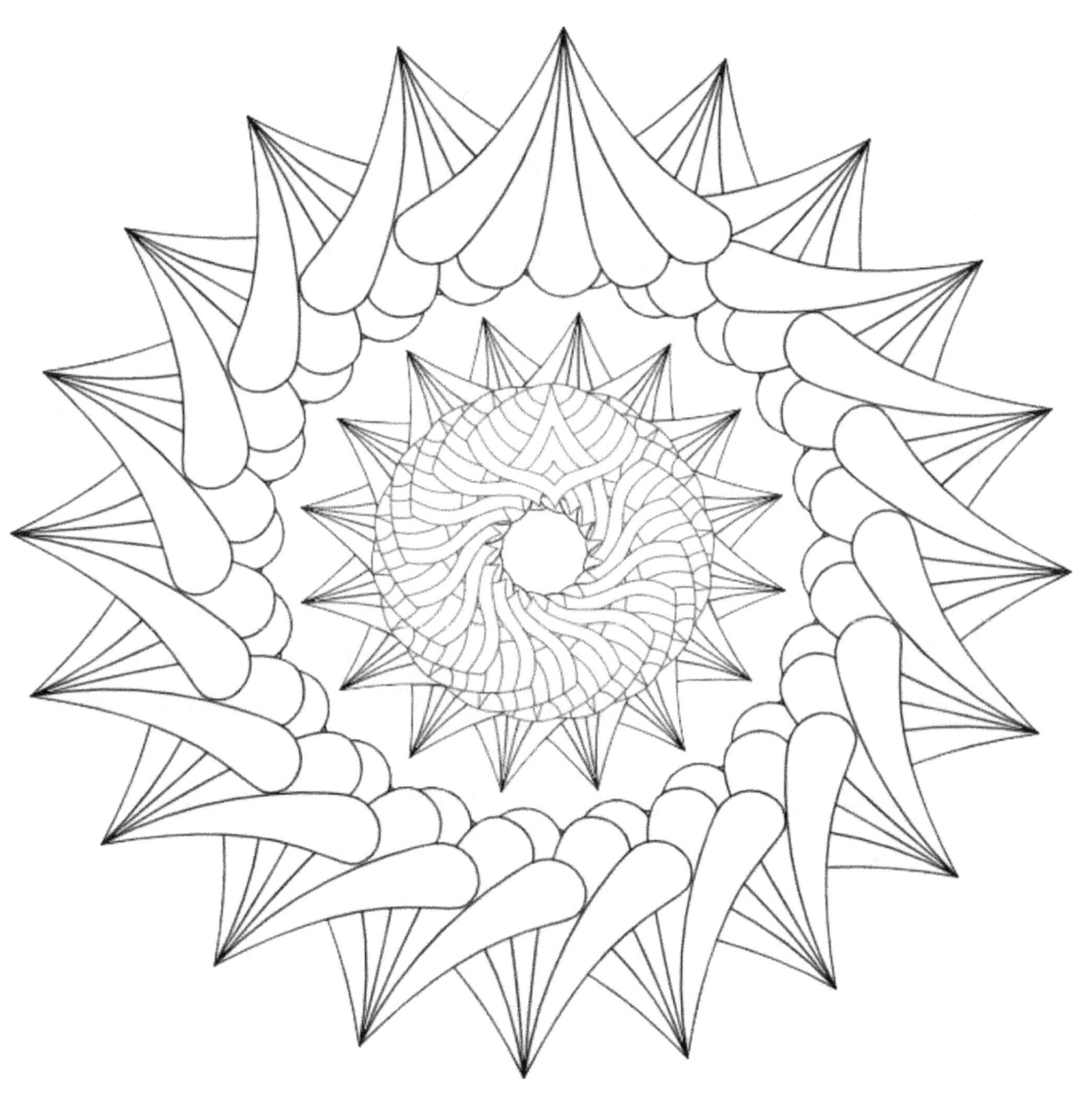

Así como una serpiente se deshace de su piel, así nosotros debemos deshacernos del pasado, una y otra vez.

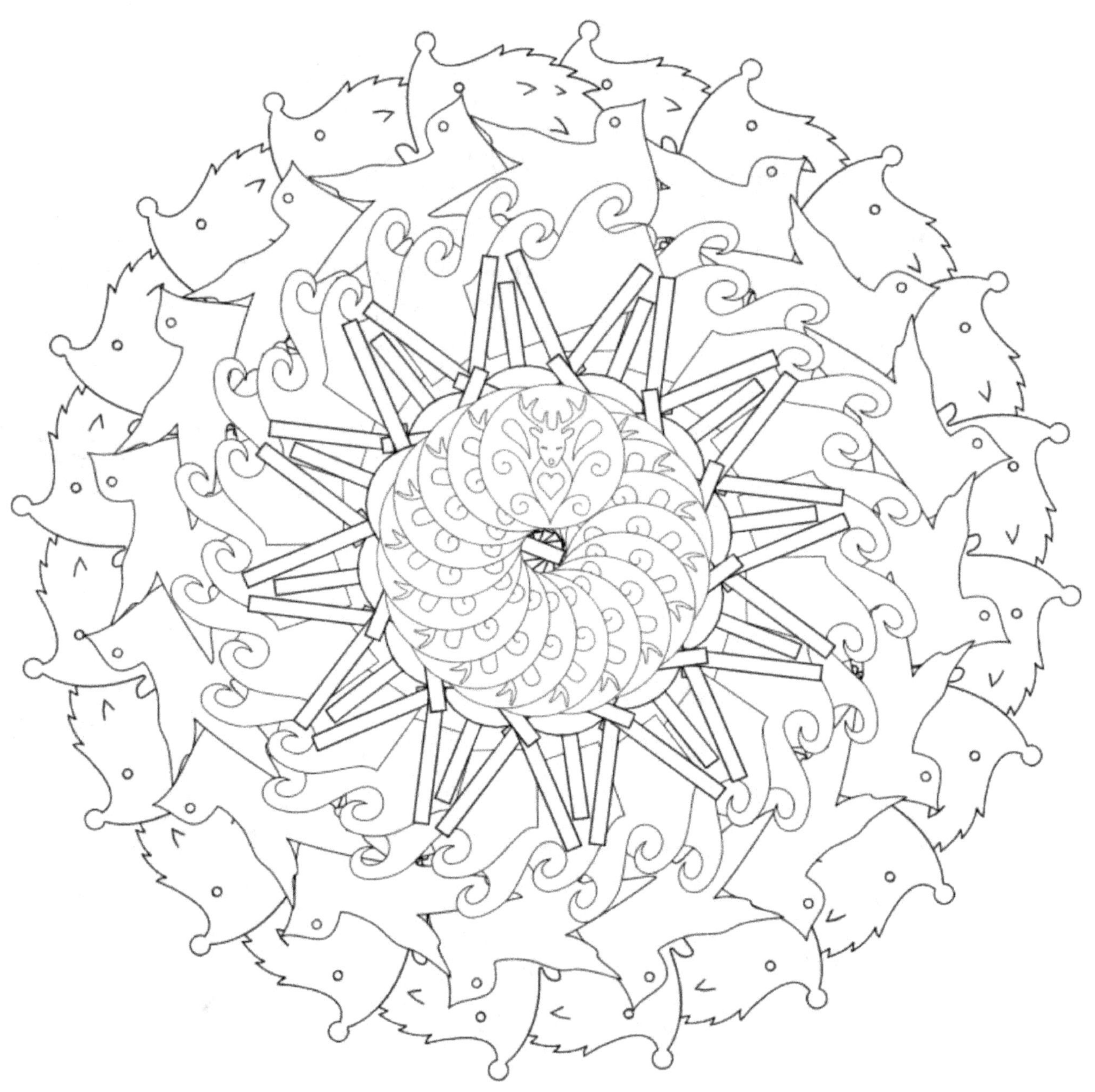

*Si quieres conocer lo divino, siente el viento en tu cara y
el calor del sol en tus manos.*

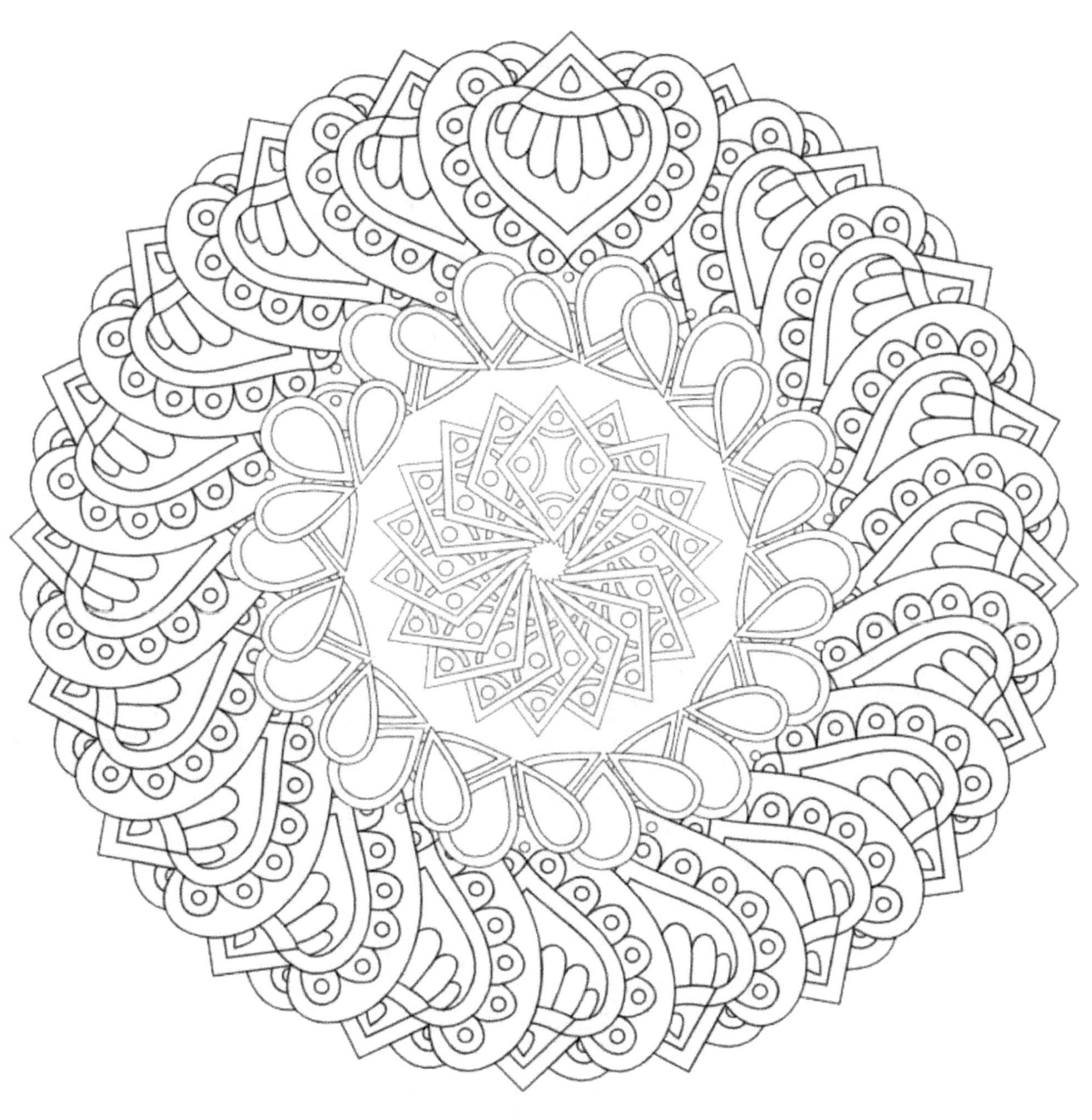

Sé una luz para ti mismo.

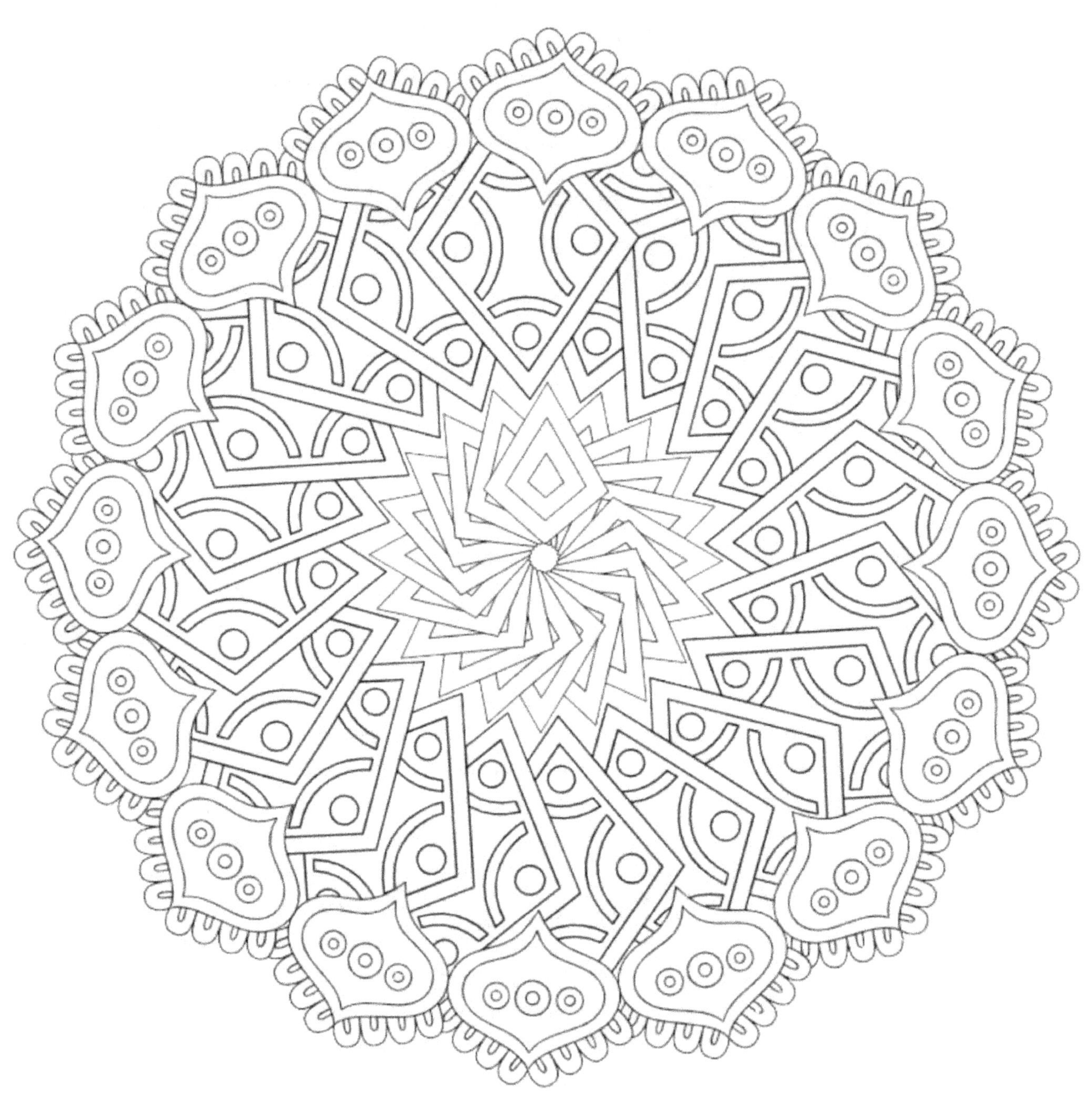

Un corazón generoso, un discurso amable y una vida de
servicio y compasión son las cosas que renuevan a la
humanidad.

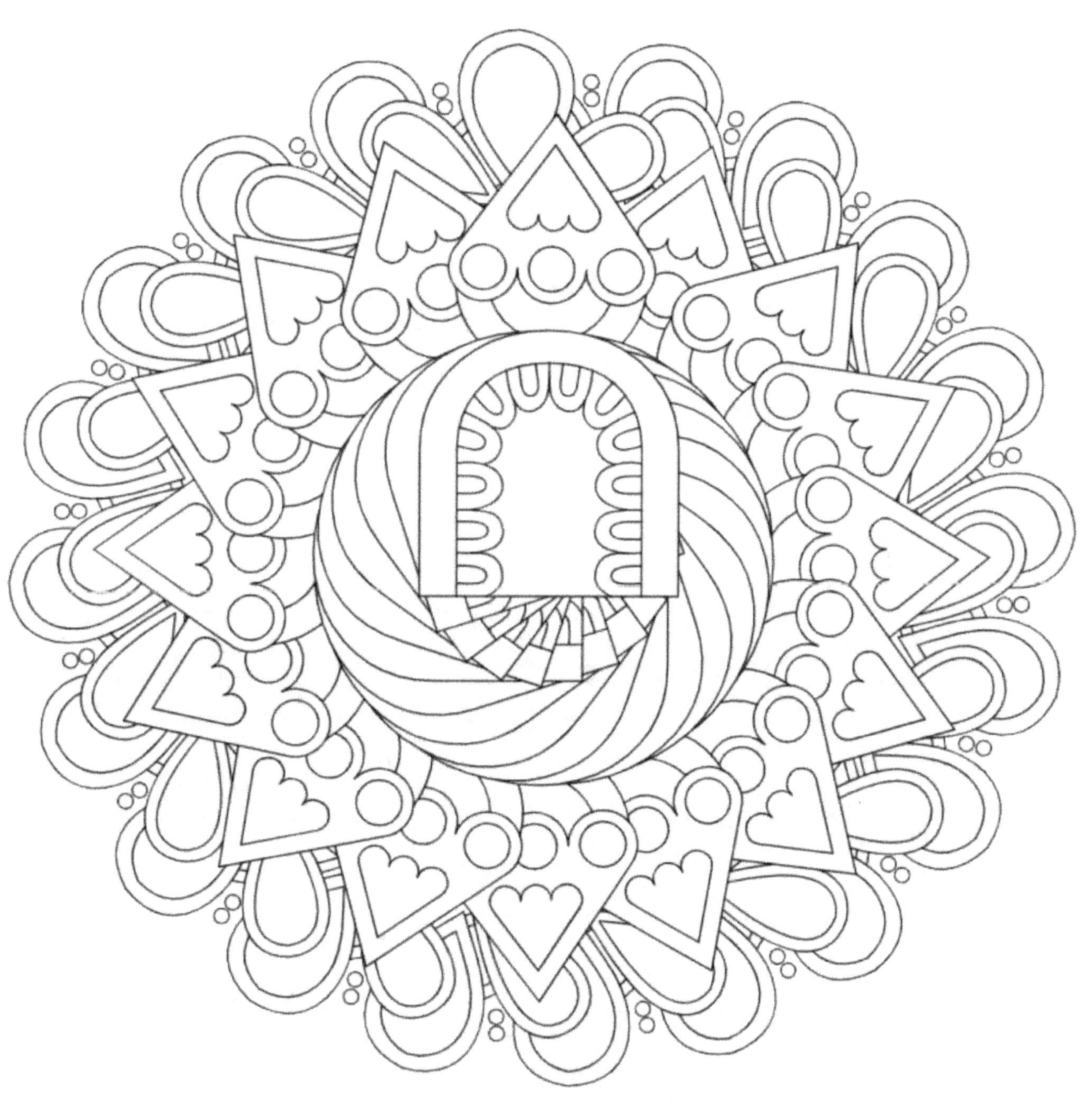

La vida es un río que siempre fluye. No te aferres a las cosas. Trabaja duro.

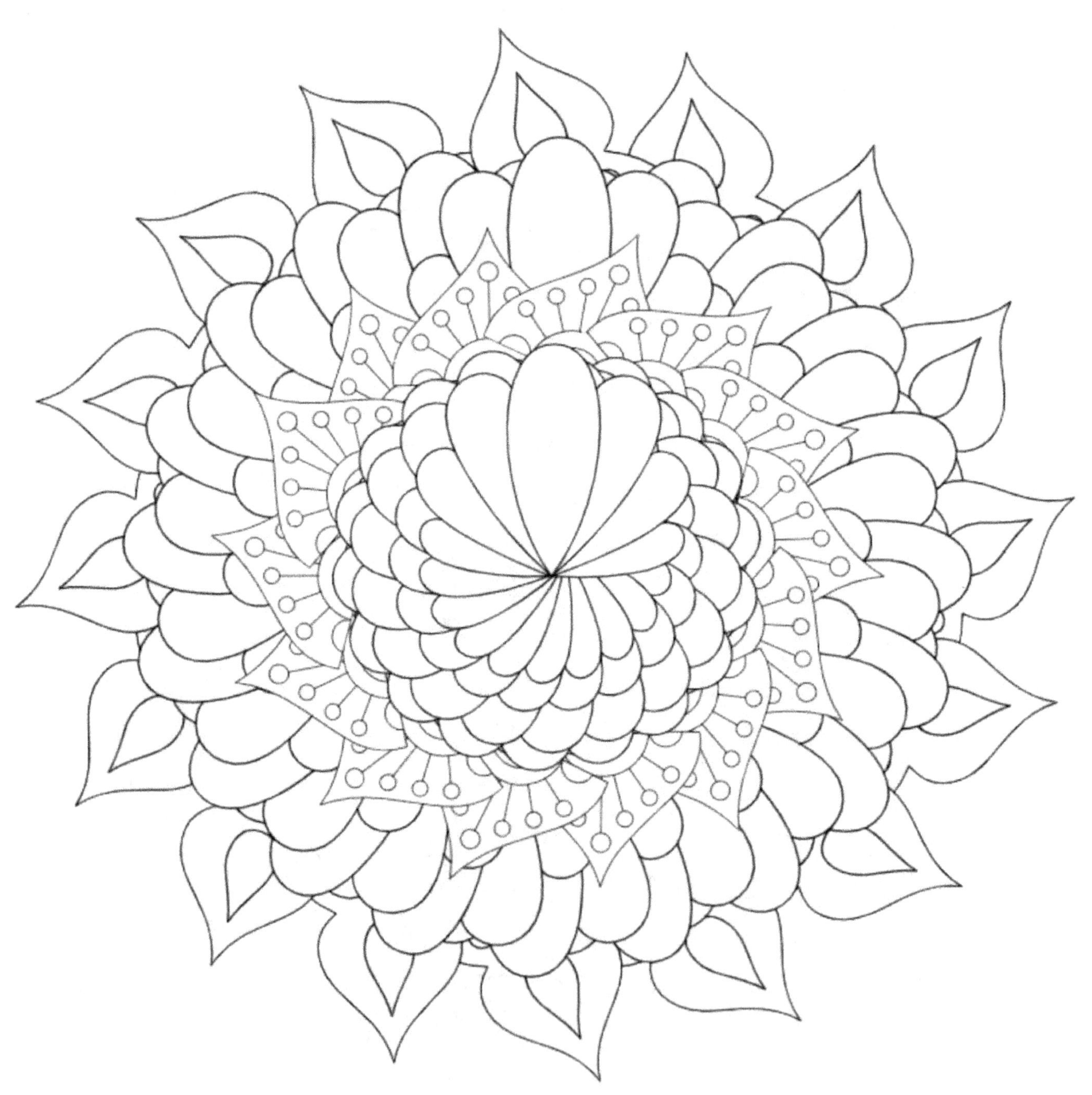

Es capaz quien piensa que es capaz.

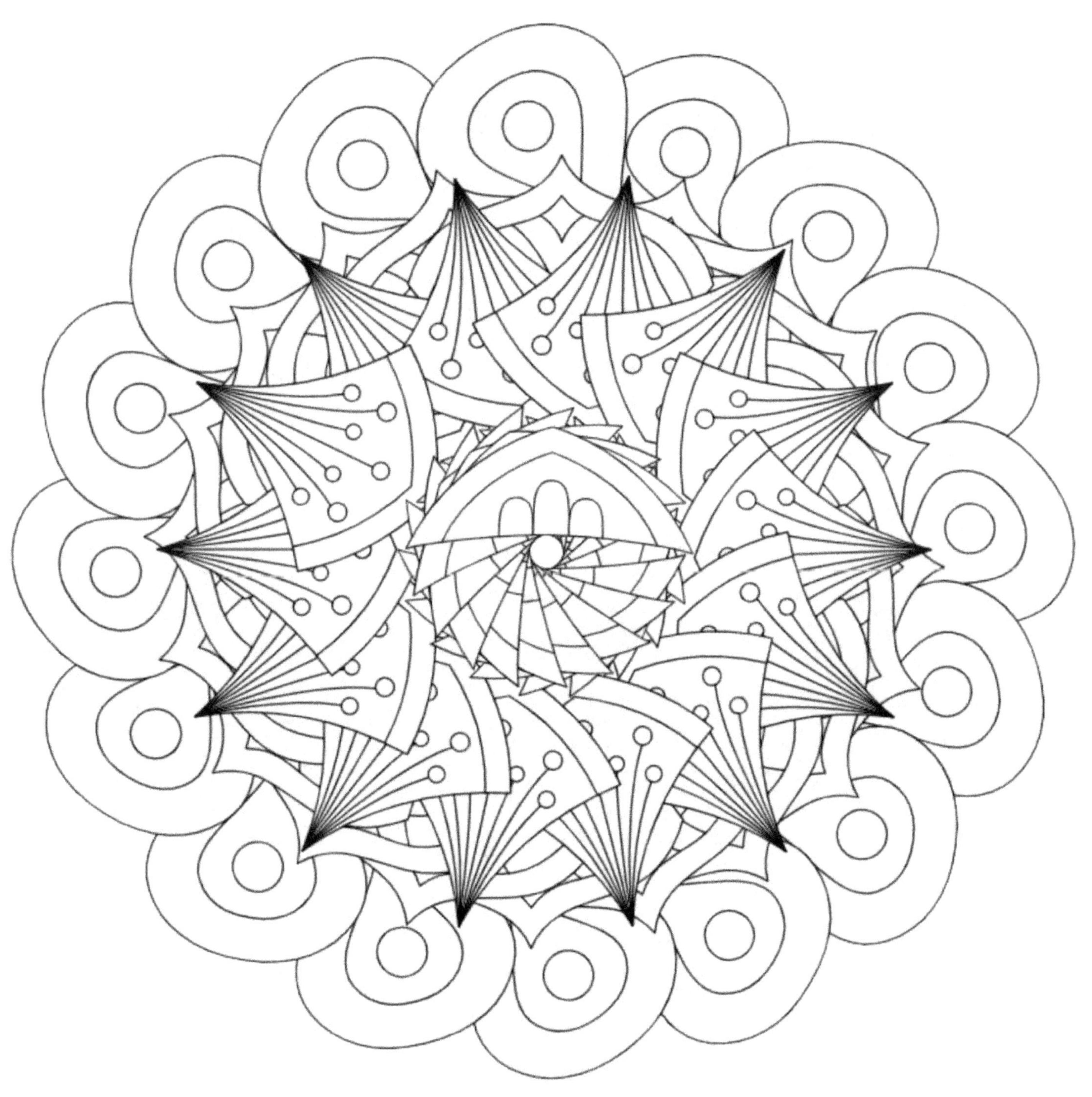

No residas en el pasado, no sueñes con el futuro,
concentra la mente en el momento presente. El camino
no está en el cielo. El camino está en el corazón.

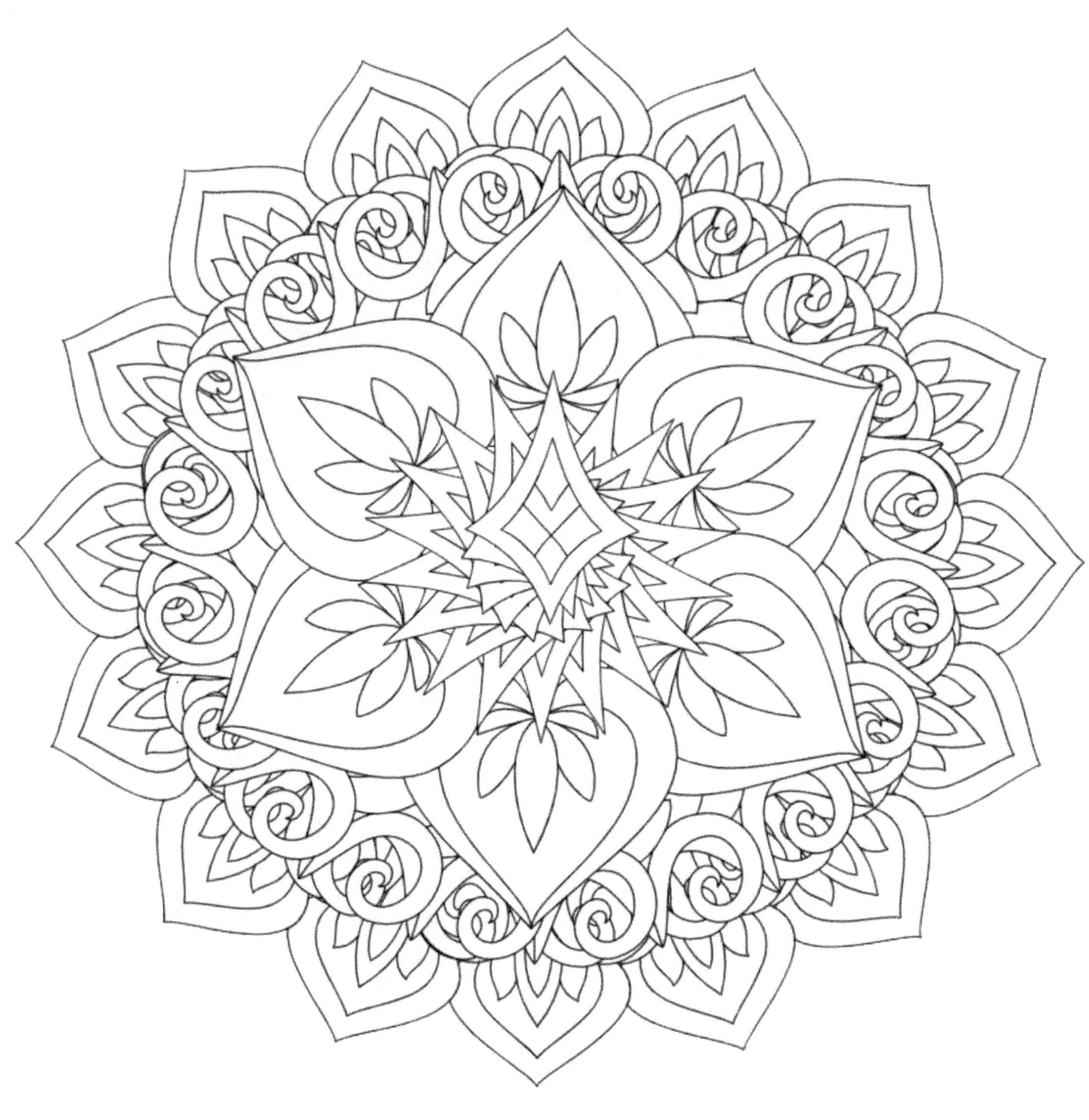

Trabaja tu propia salvación. No dependas de otros.

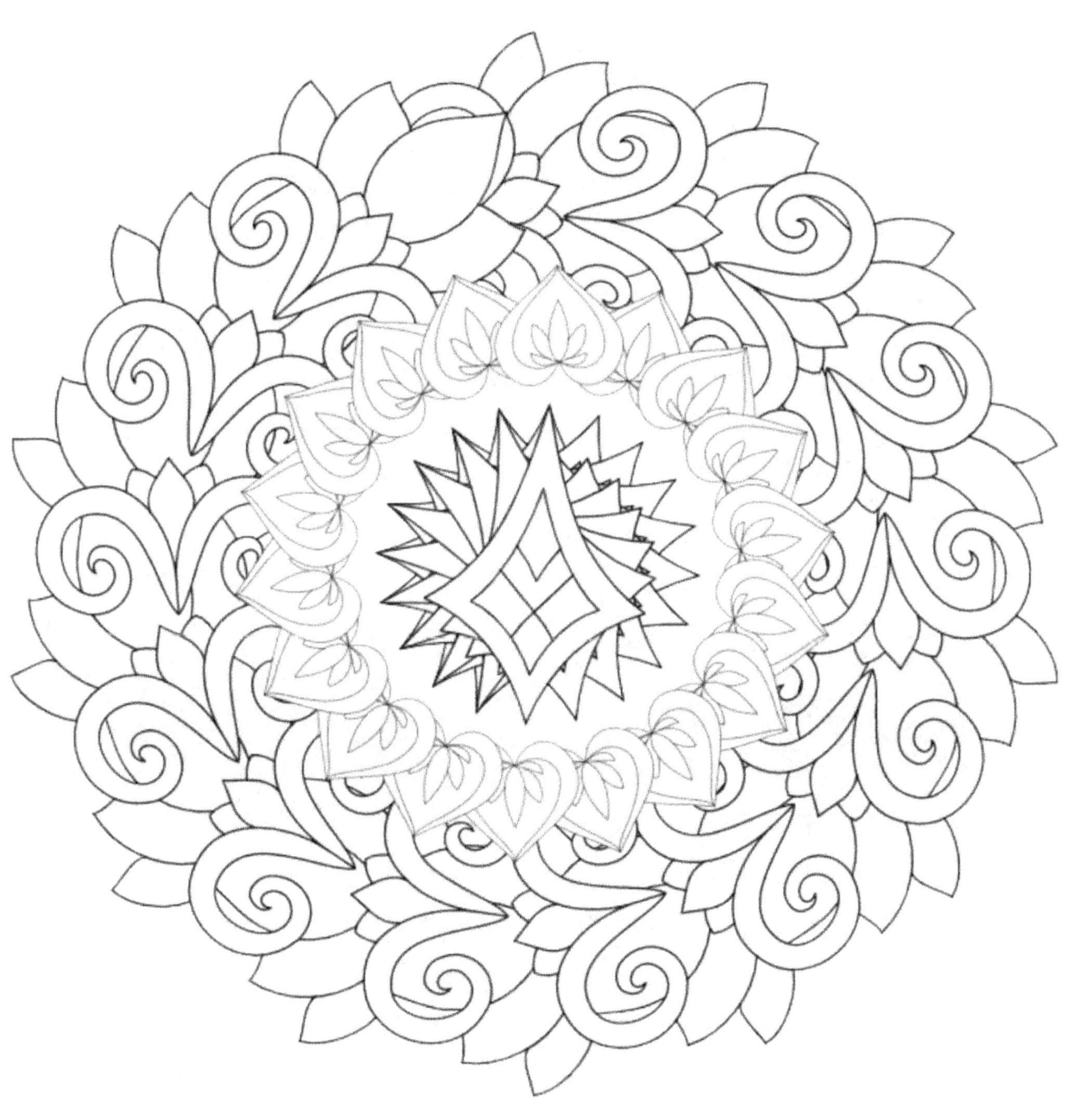

La victoria engendra el odio; los derrotados viven en
el dolor; los pacíficos viven felices, porque renuncian
a la victoria y a la derrota.

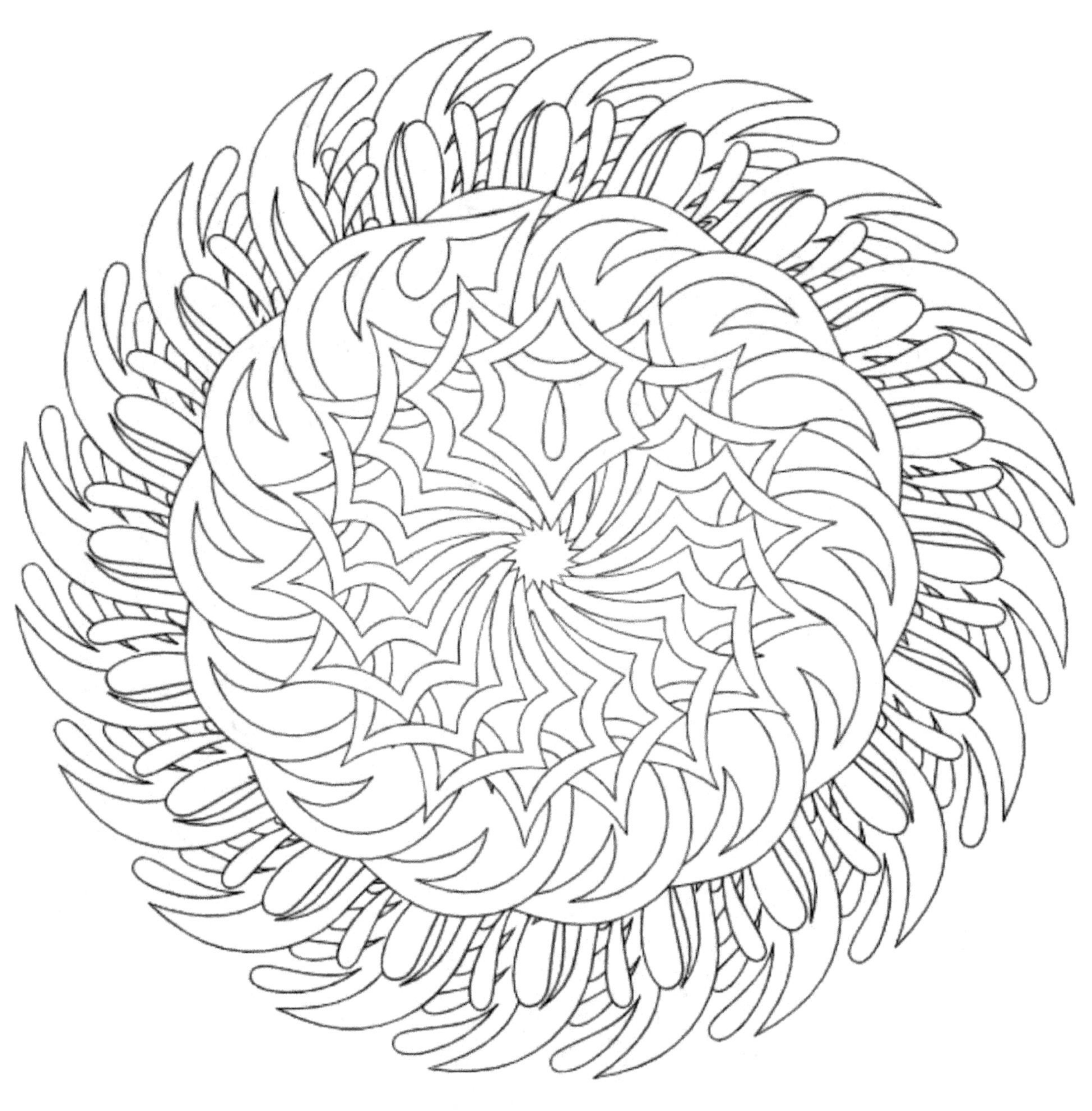

Cada experiencia, no importa lo malo que parezca, tiene en su interior una bendición; el objetivo es encontrarla.

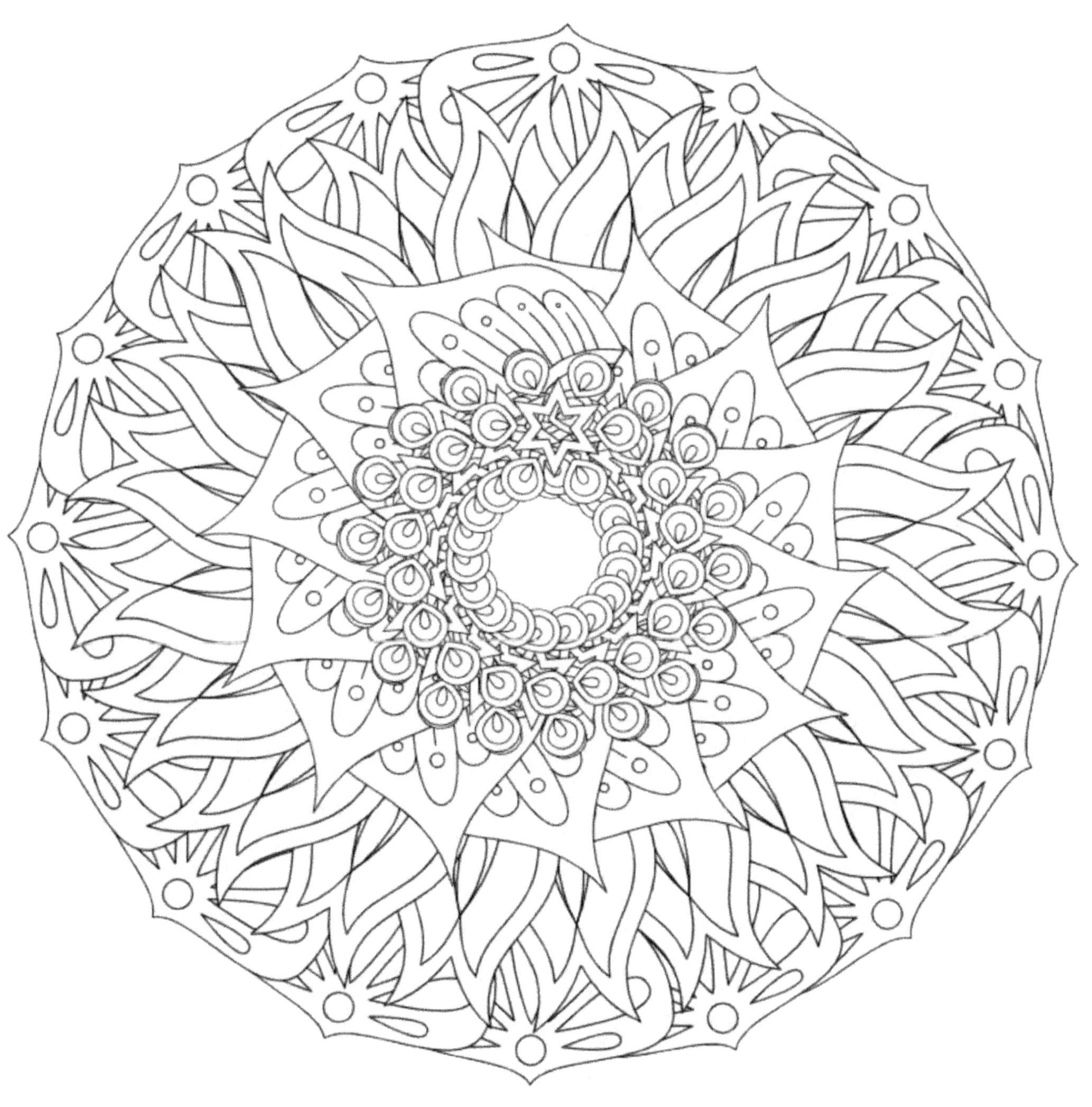

Levántense y agradezcan, porque si no aprendemos
mucho al menos aprendimos un poco, y si no aprendemos
un poco, por lo menos no nos enfermamos y si nos
enfermamos, al menos no morimos; Así que permítanos
ser agradecidos.

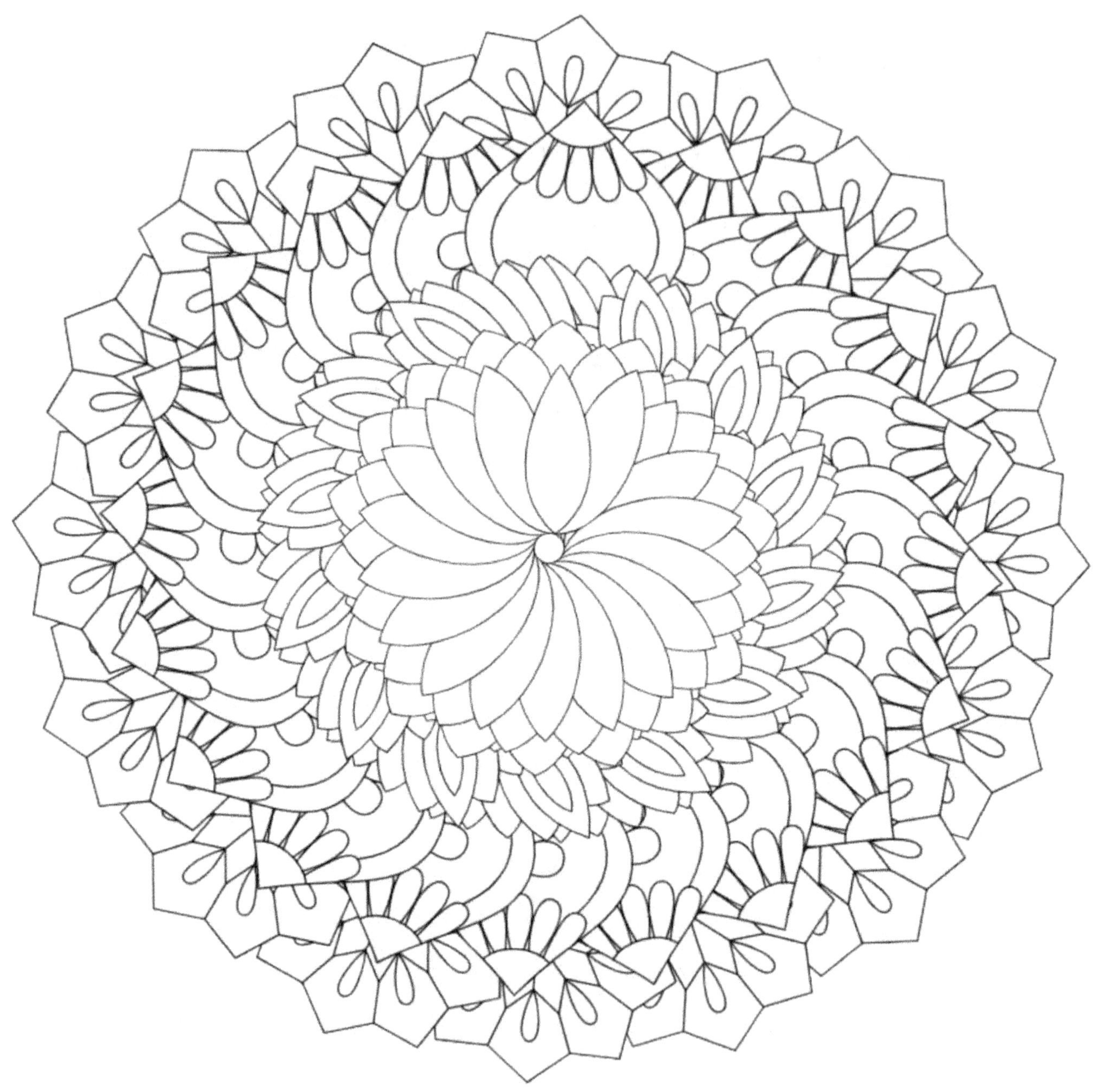

La amistad es la única cura para el odio, la única garantía de la paz.

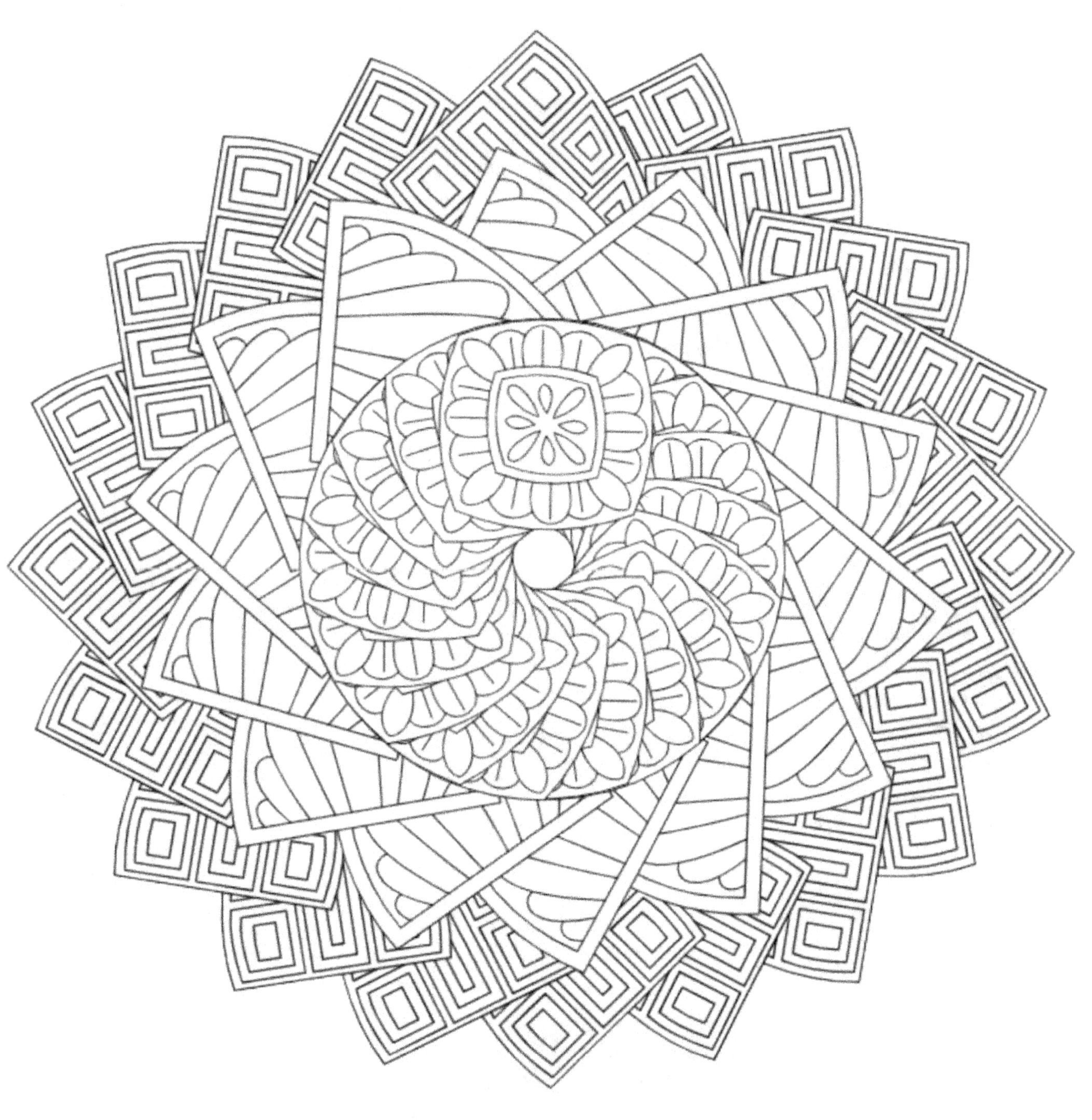

*La felicidad viene cuando tu trabajo y tus palabras son
de beneficio para ti y los demás.*

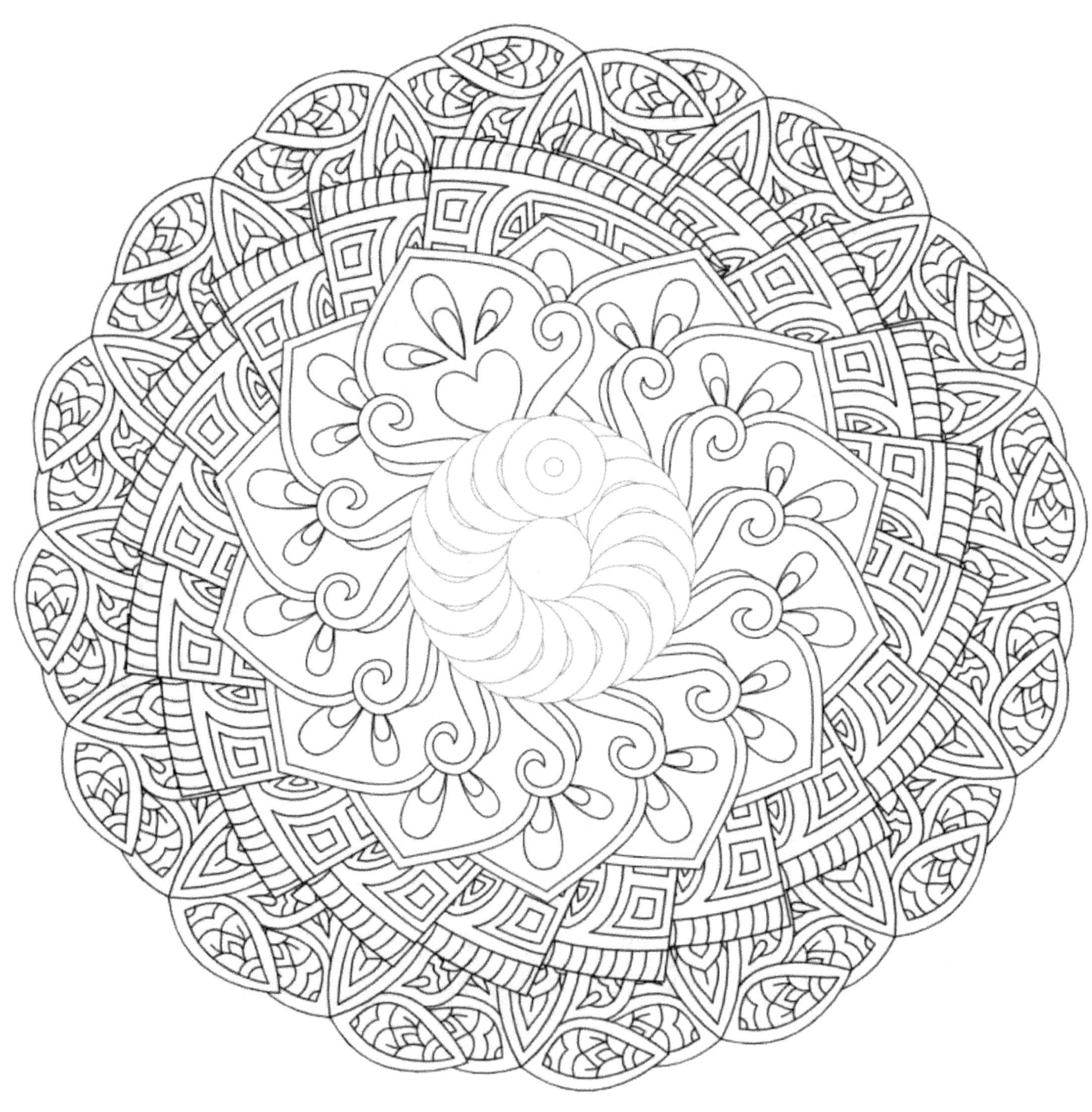

El que se ha conquistado a sí mismo es un héroe mucho más grande que el que ha derrotado mil veces a mil hombres.

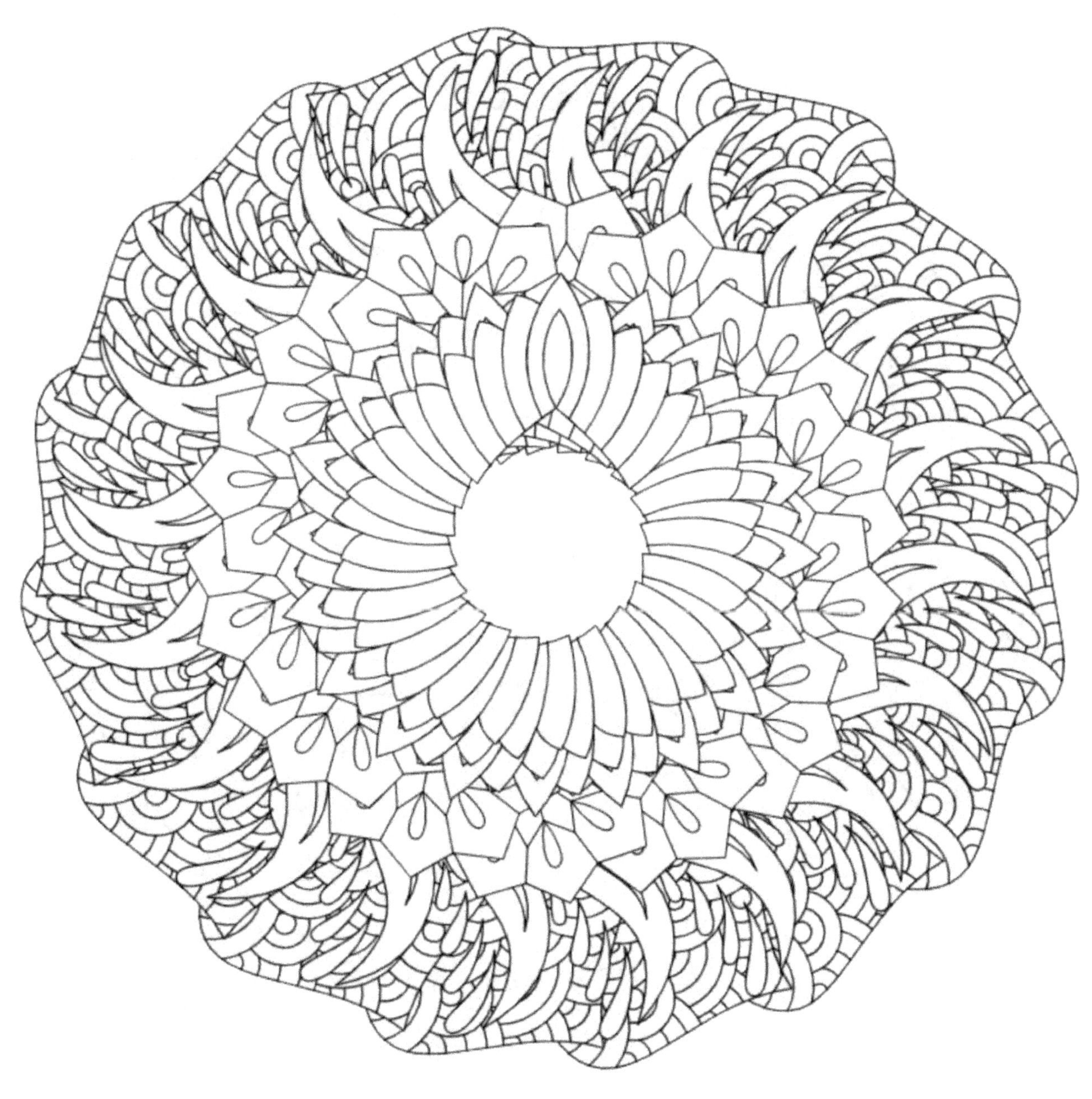

Silencia al hombre enojado con amor. Silencia al hombre malévolo con bondad. Silencia al avaro con generosidad. Silencia al mentiroso con la verdad.

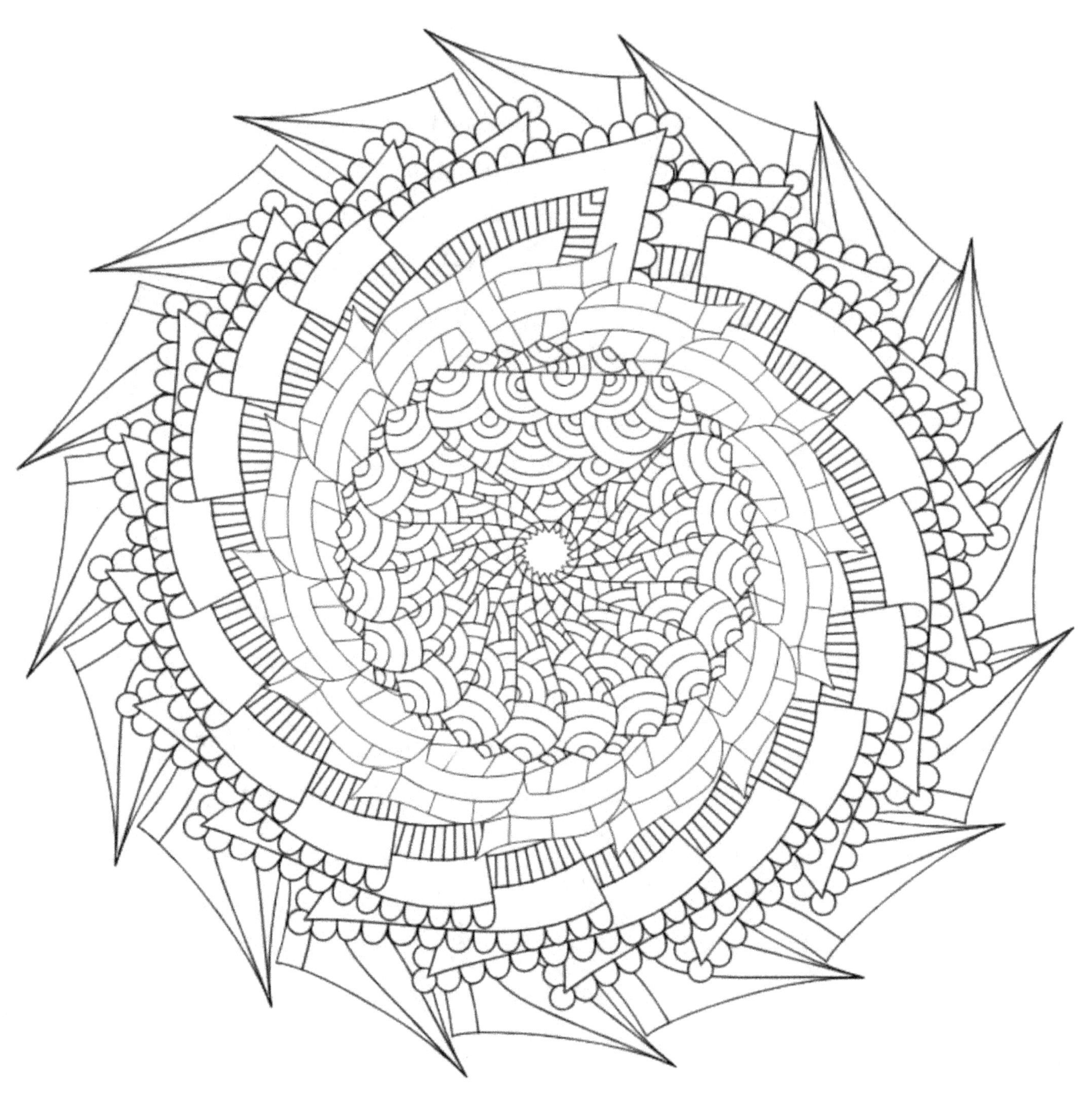

Sé muy consciente del presente.

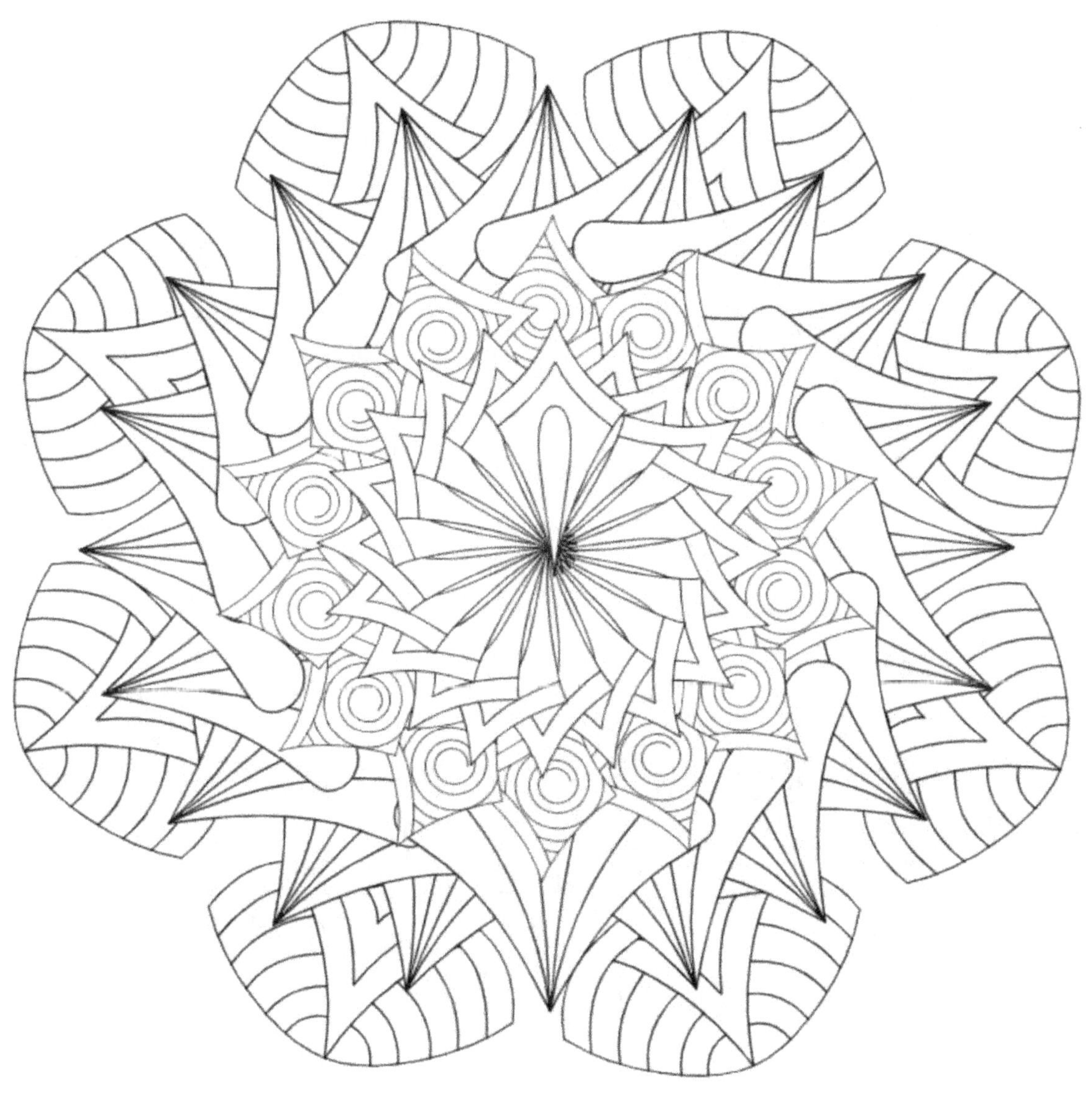

No creas en nada simplemente porque lo has oído. No creas en nada simplemente porque es hablado y rumoreado por muchos. No creas en nada, simplemente porque se encuentra escrito en los libros religiosos. No creas en nada simplemente por la autoridad de tus maestros y ancianos. No creas en las tradiciones, que han sido transmitidas de generación en generación, sino hasta después de la observación y el análisis, cuando encuentres que algo está de acuerdo con la razón y es conducente al bien y beneficio de todos y cada uno, a continuación, acéptalo y vive de acuerdo con ella.

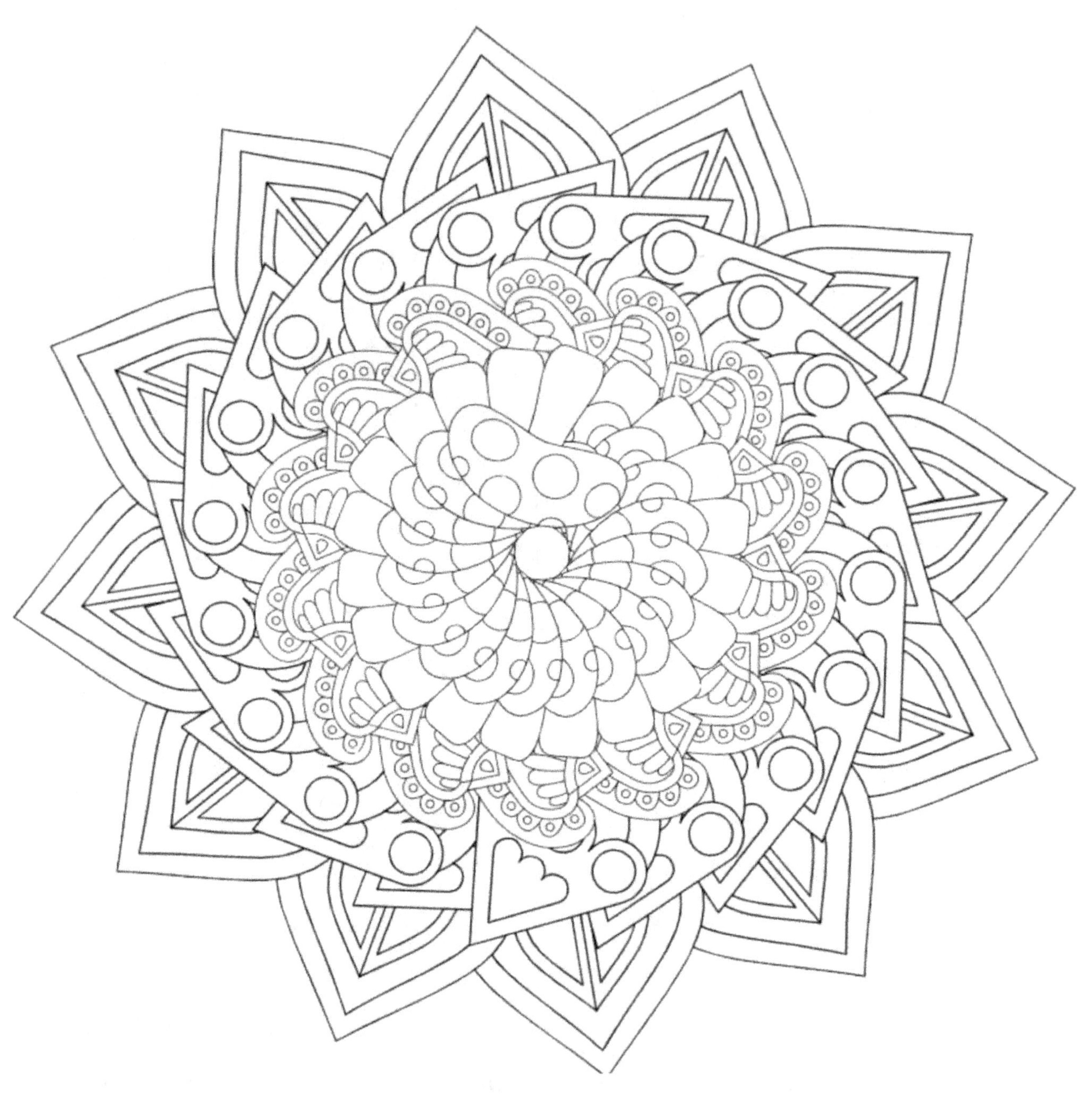

La mayoría de los problemas, si les das suficiente tiempo y espacio, eventualmente desaparecerán.

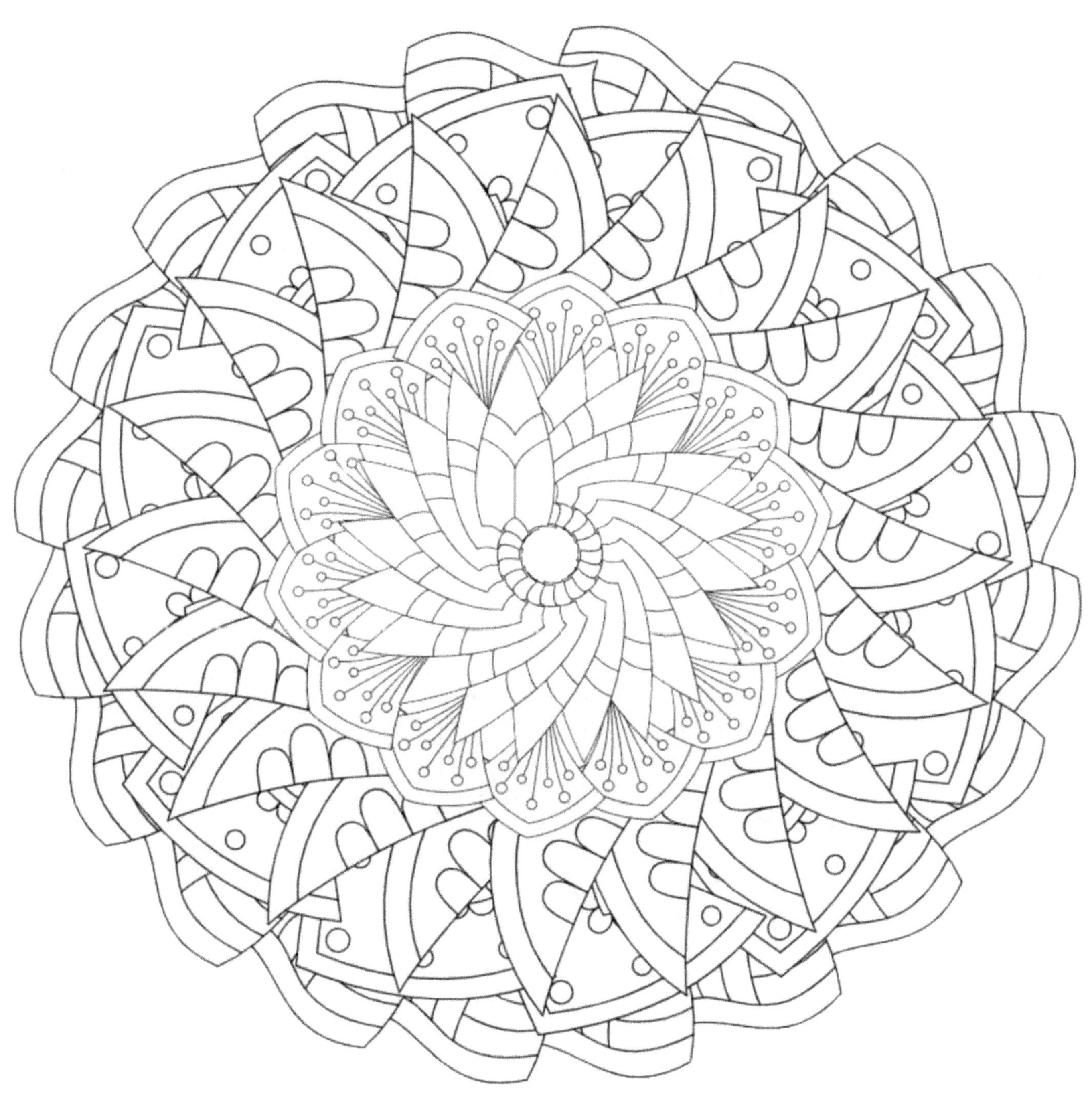

Si realmente te amaras a ti mismo, nunca podrías herir a otro.

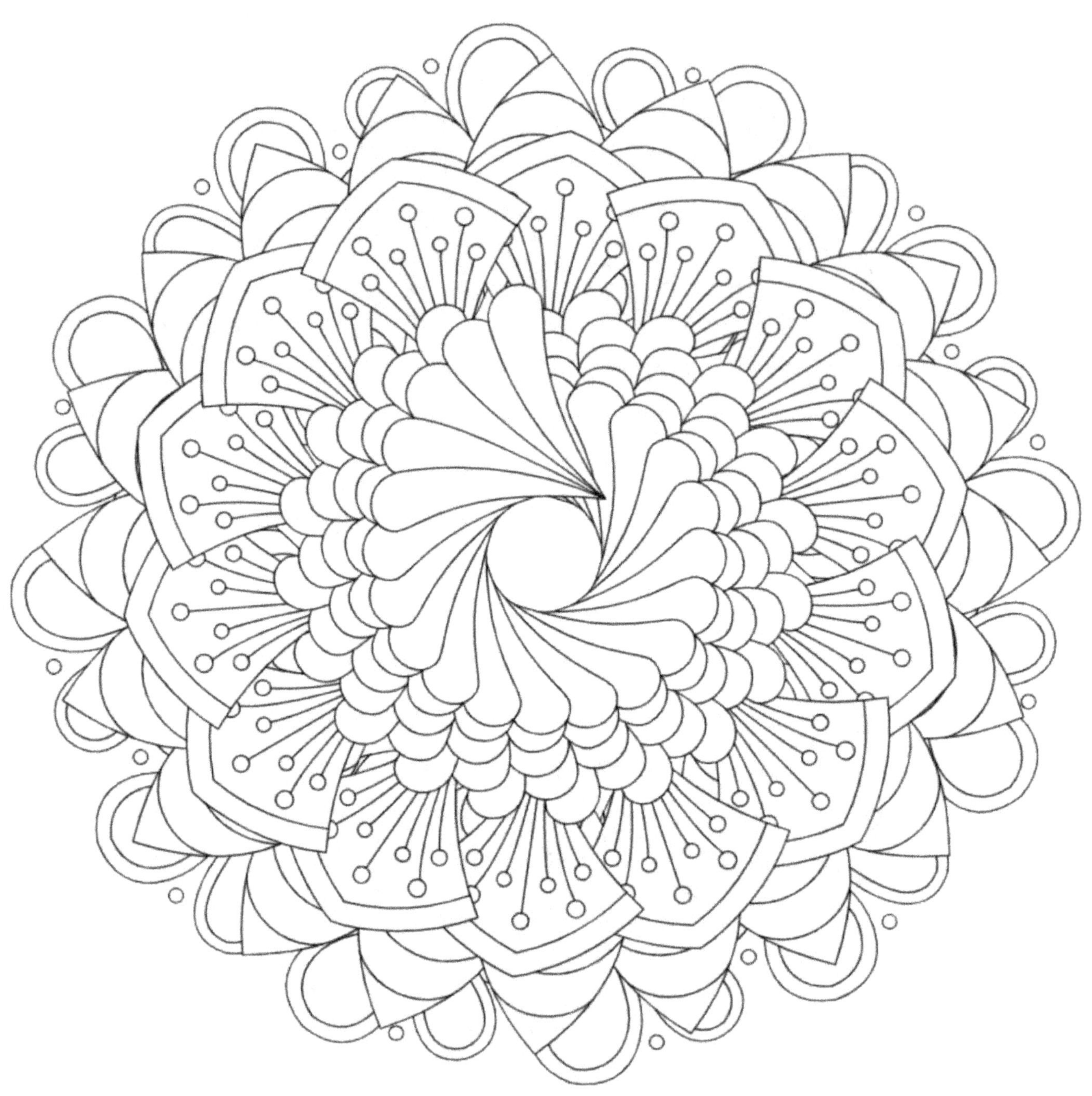

El que experimenta la unidad de la vida ve a su propio ser en todos los seres y todos los seres en su propio ser, y mira todo con un ojo imparcial.

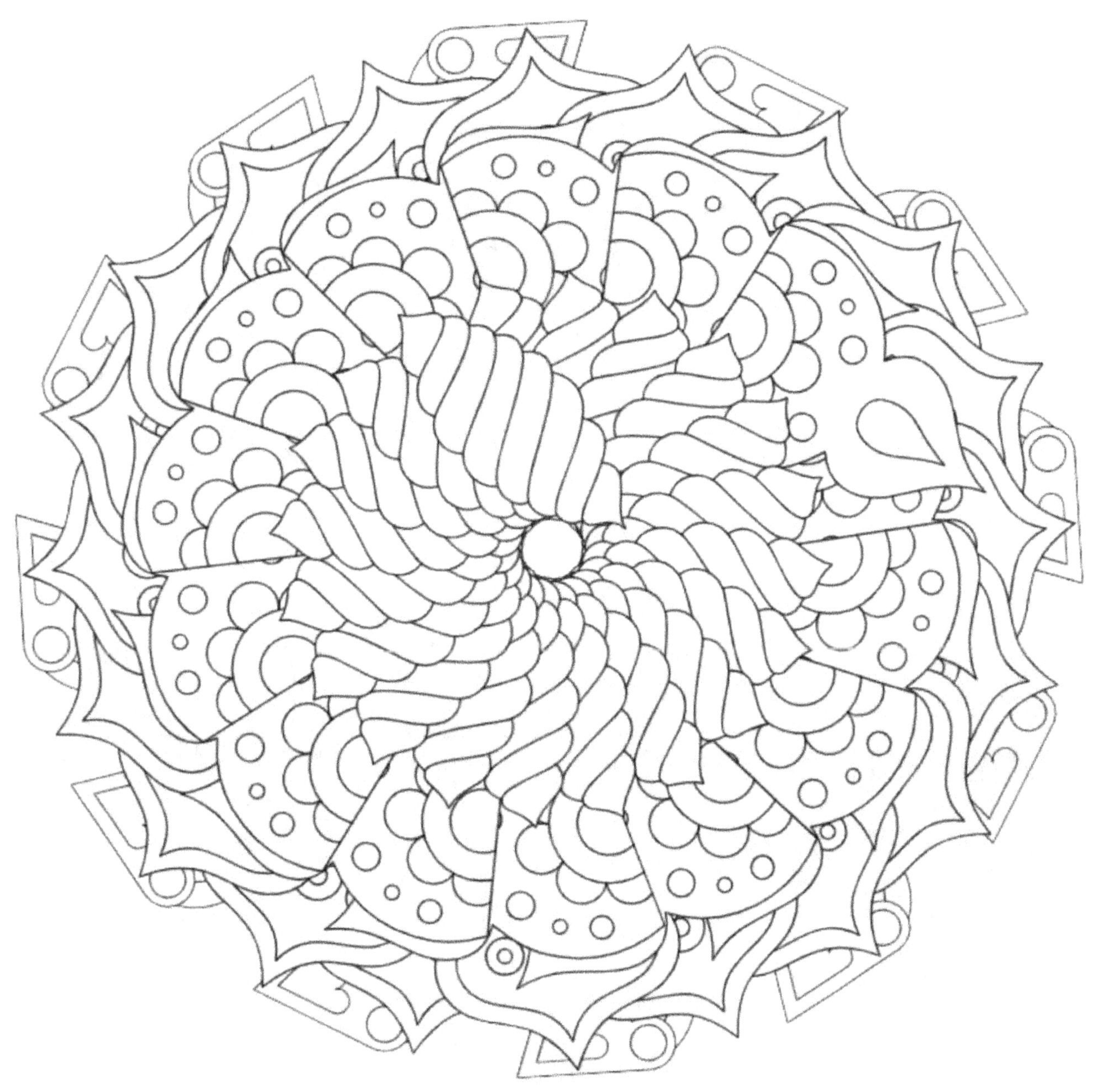

¿Qué es el mal? Matar es malo, mentir es malo, calumniar es malo, injuriar es malo, murmurar es malo, envidiar es malo, odiar es malo, aferrarse a la falsa doctrina es malo; Todas estas cosas son malas. ¿Y cuál es la raíz del mal? El deseo es la raíz del mal, la ilusión es la raíz del mal.

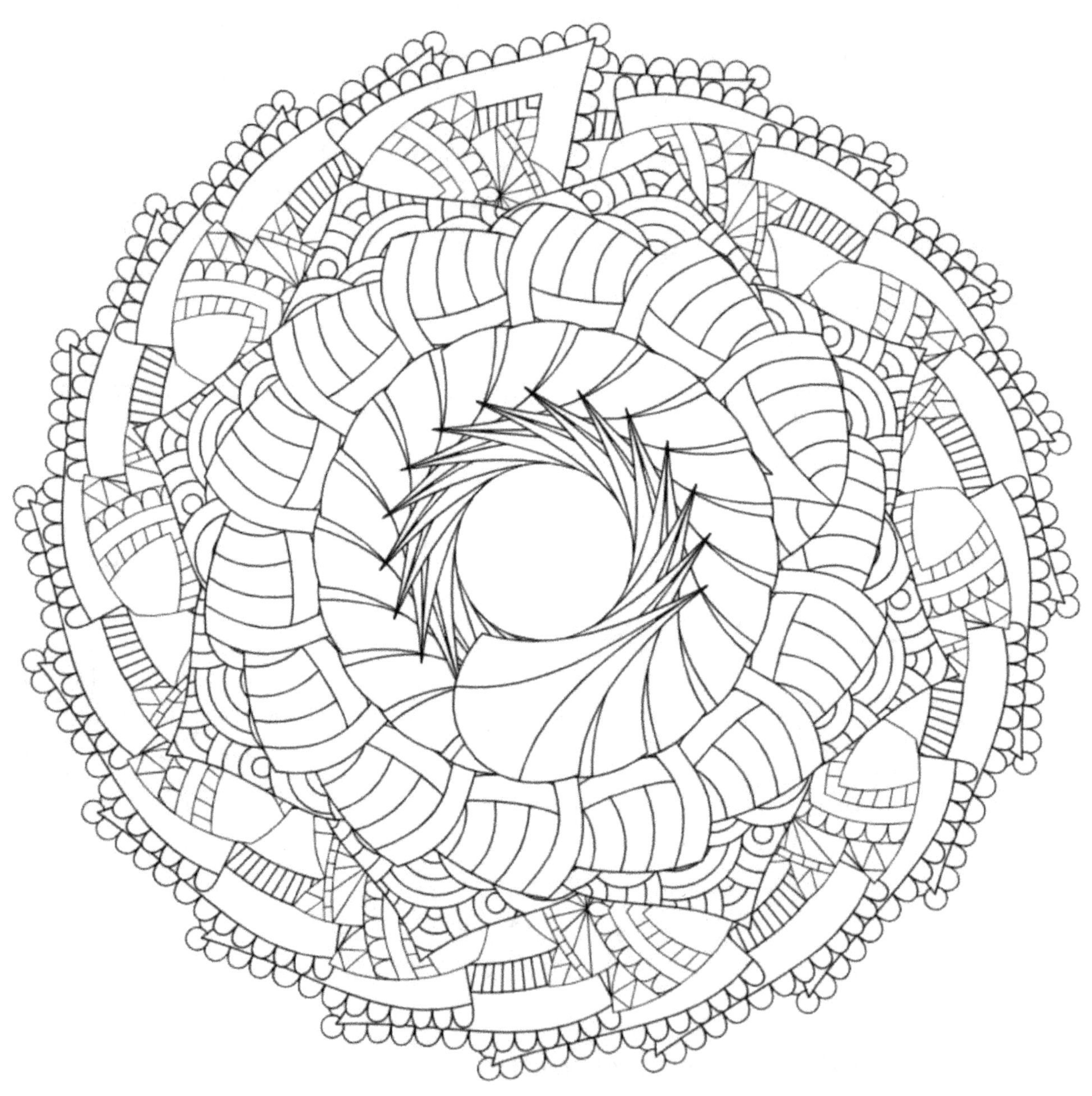

Conoce bien lo que te lleva adelante y lo que te retiene, y elige el camino que conduce a la sabiduría.

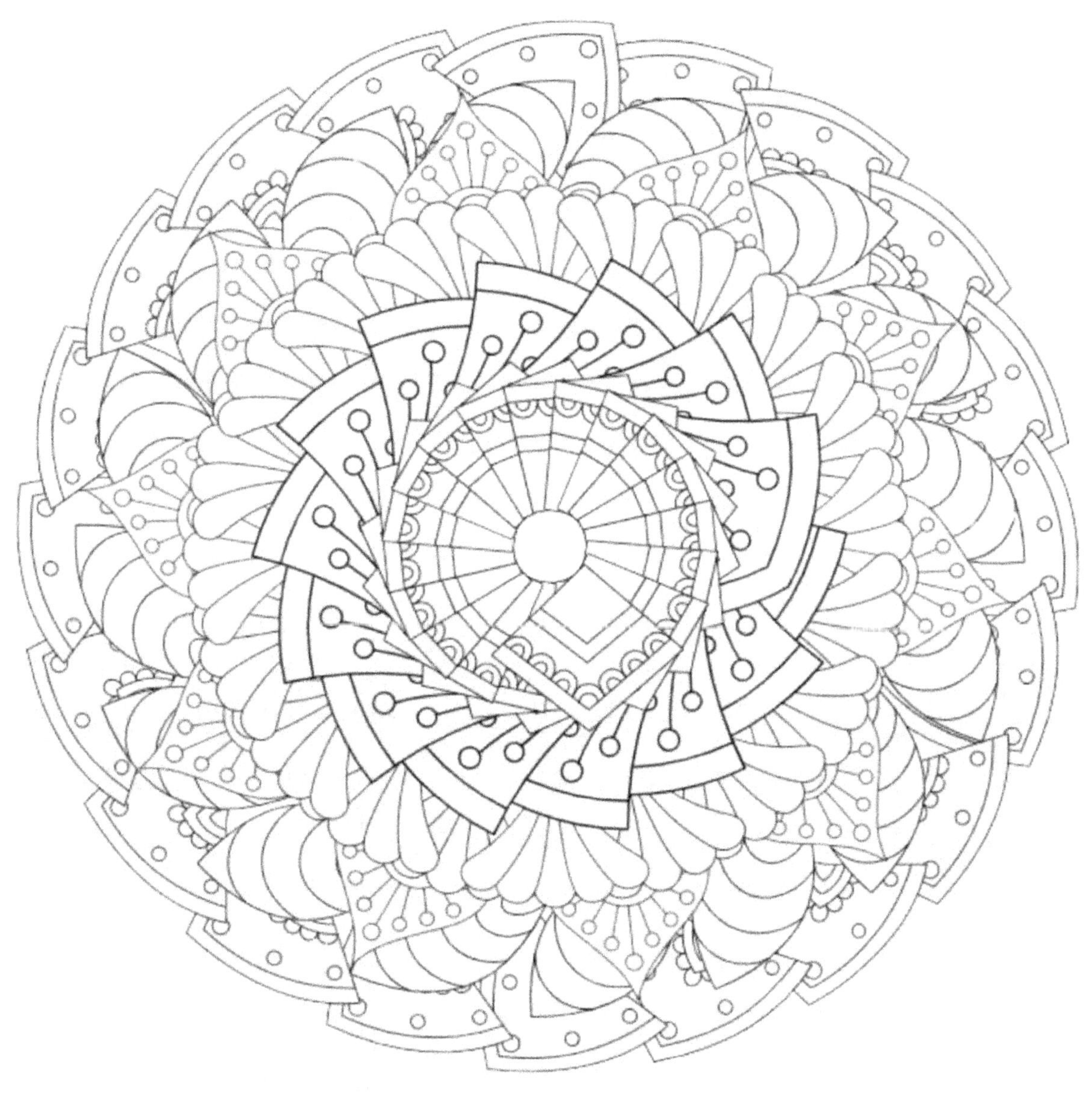

En lo que piensas te conviertes. Lo que sientes, lo atraes. Lo que imaginas, lo creas.

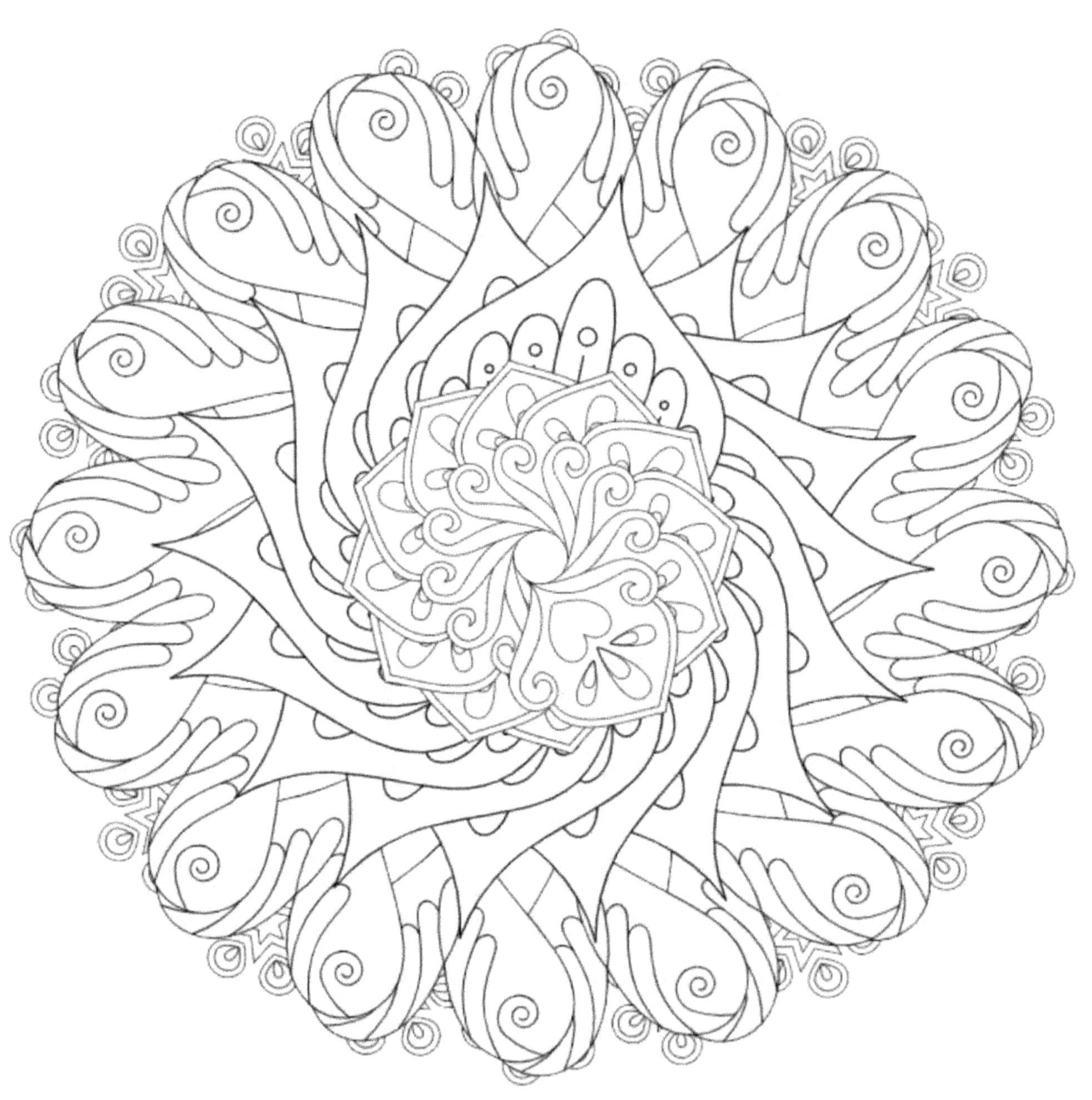

En el cielo no hay distinciones entre el este y el oeste; son las personas quiénes crea esas distinciones en sus propias mentes y luego piensan que son verdad.

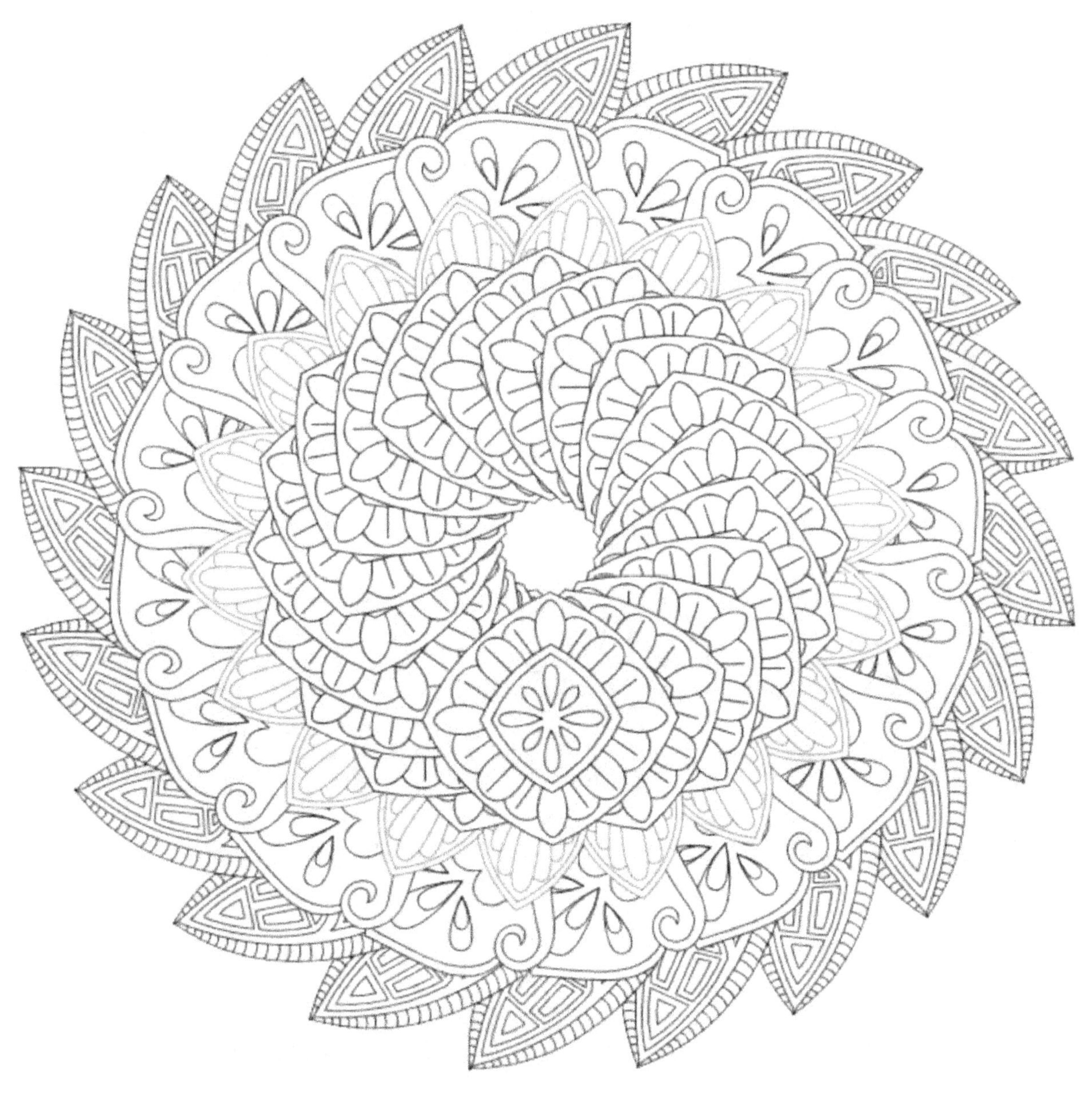

Cuando te gusta una flor, simplemente la arrancas. Pero cuando amas una flor, la cuidas y la riegas diariamente.

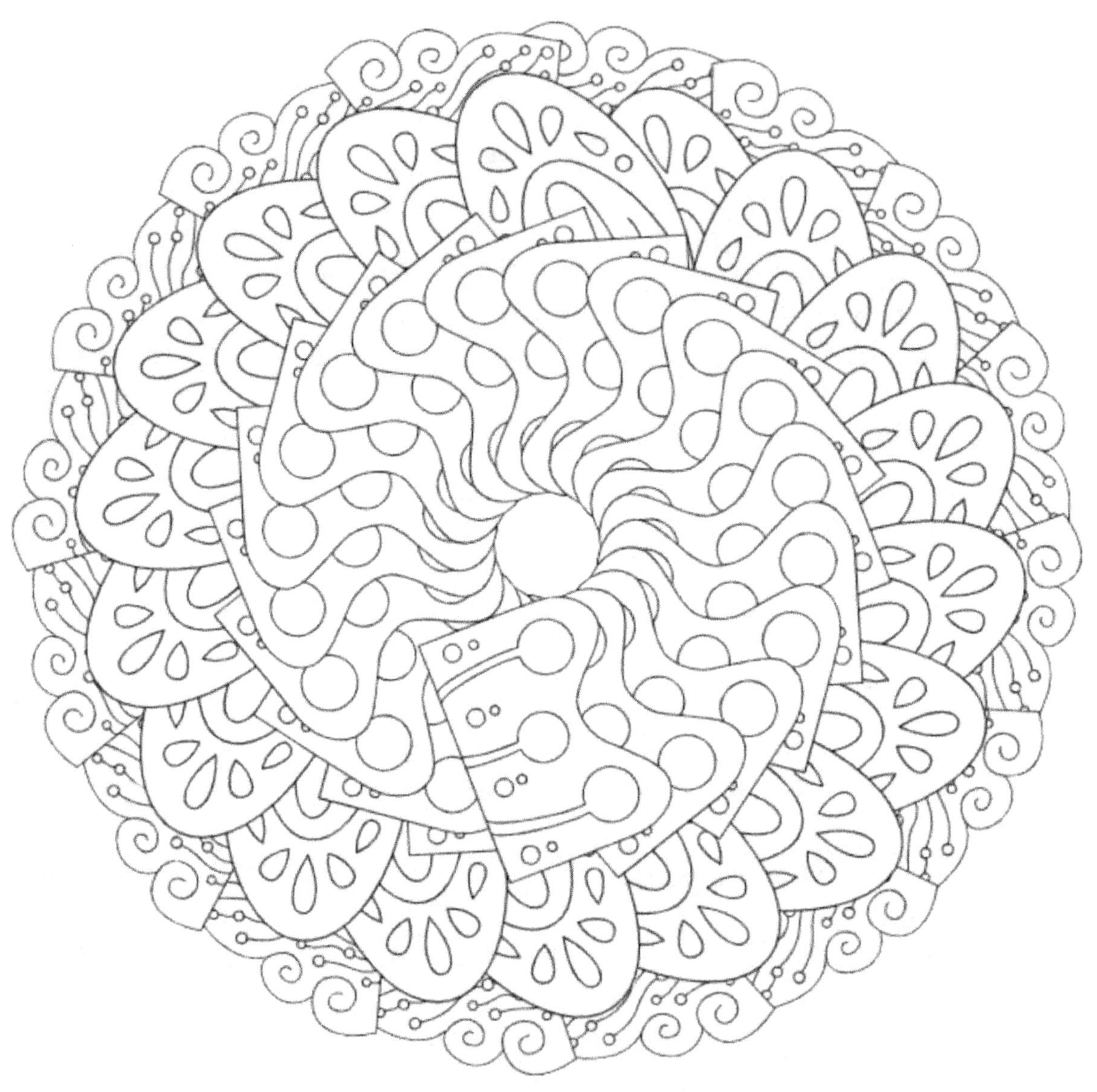

Duda de todo. Encuentra tu propia luz.

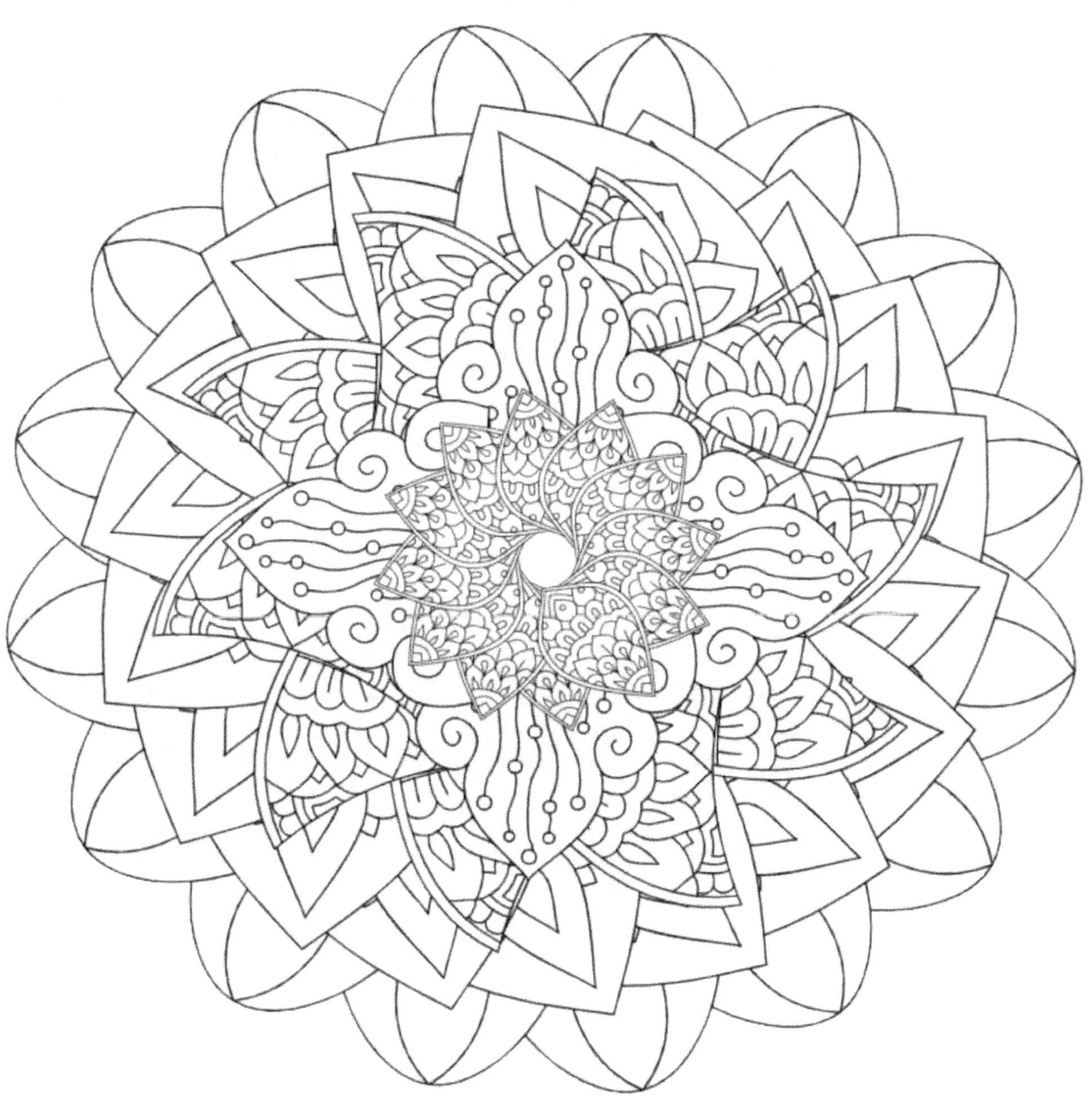

Estar ocioso es un camino corto a la muerte y ser diligente es un modo de vida; Las personas necias son ociosas, las personas sabias son diligentes.

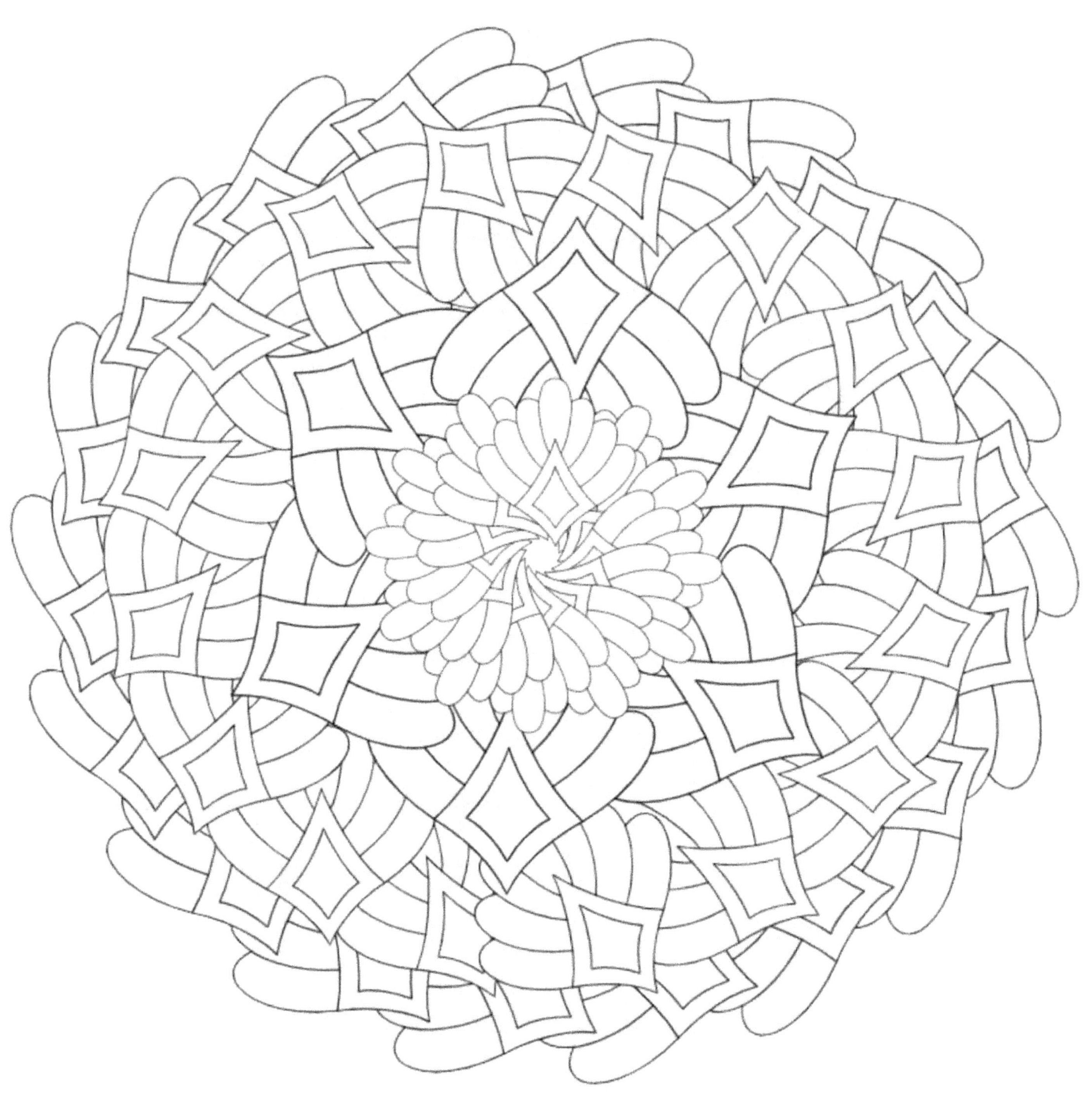

Mejor que mil palabras huecas, es una palabra que trae paz.

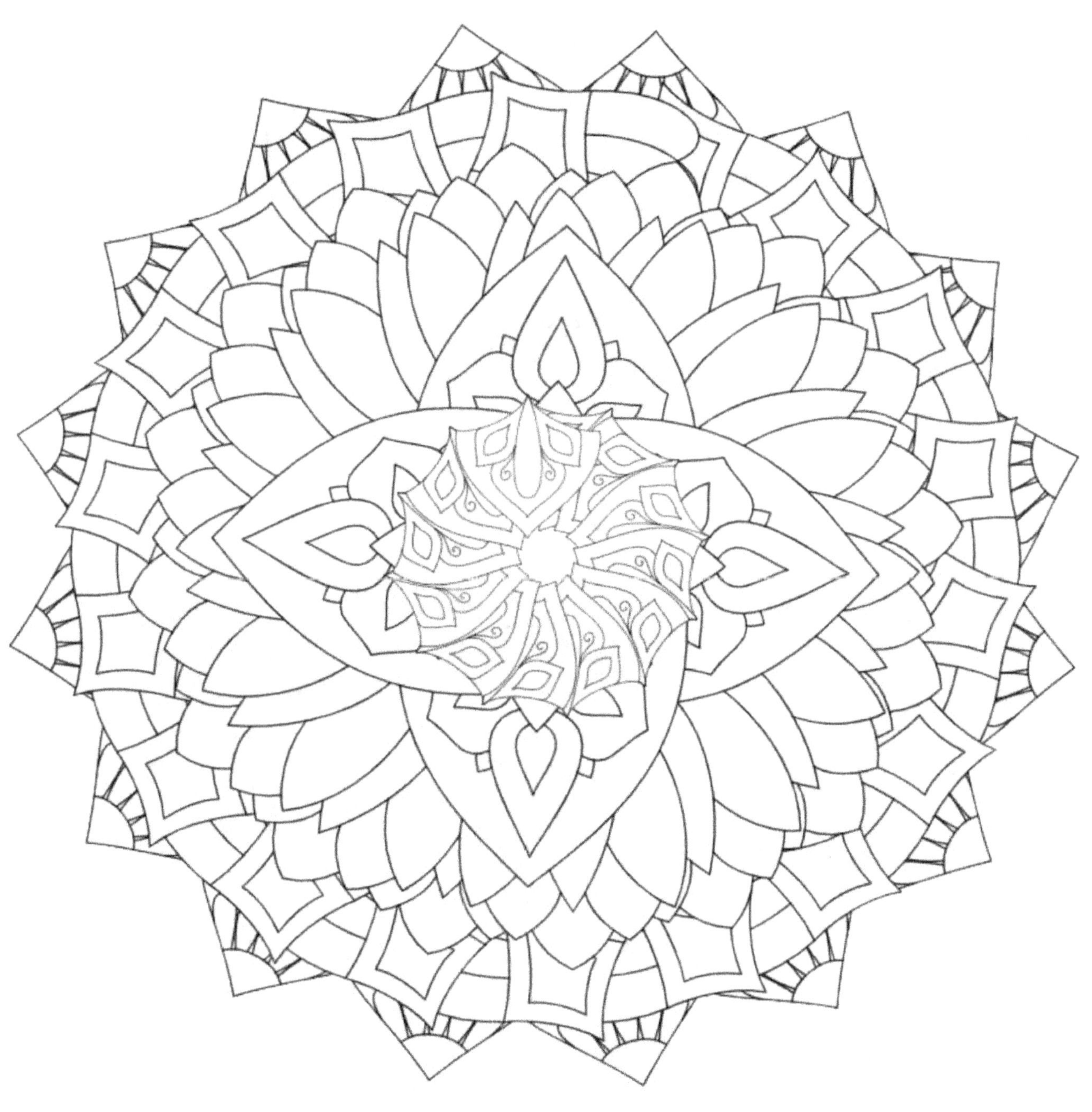

Cuando tú me lanzas espinas, cayendo en mi silencio se convierten en flores.

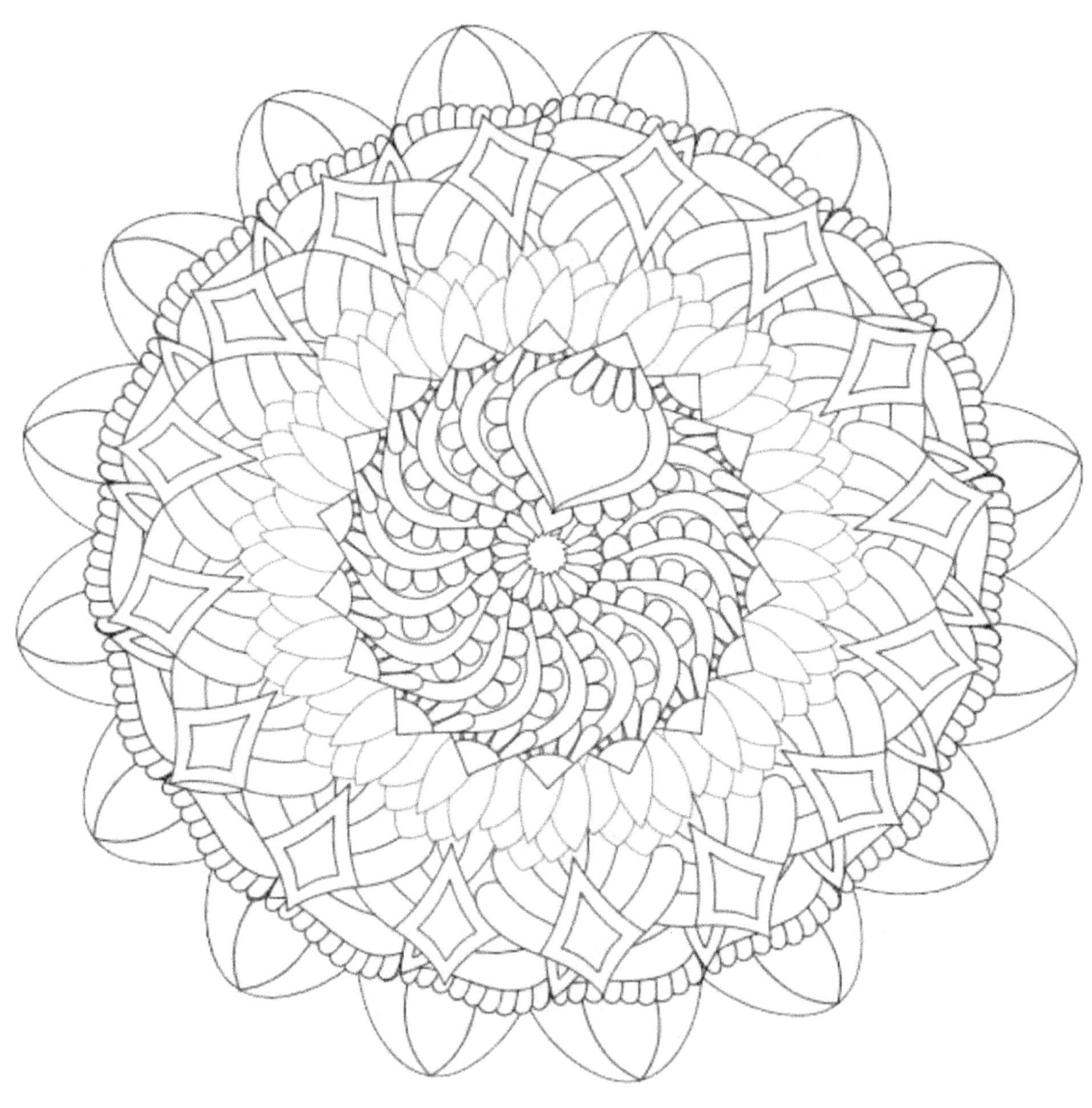

Si no encuentras a nadie que te apoye en el camino espiritual, camina solo. No hay compañerismo en la inmadurez.

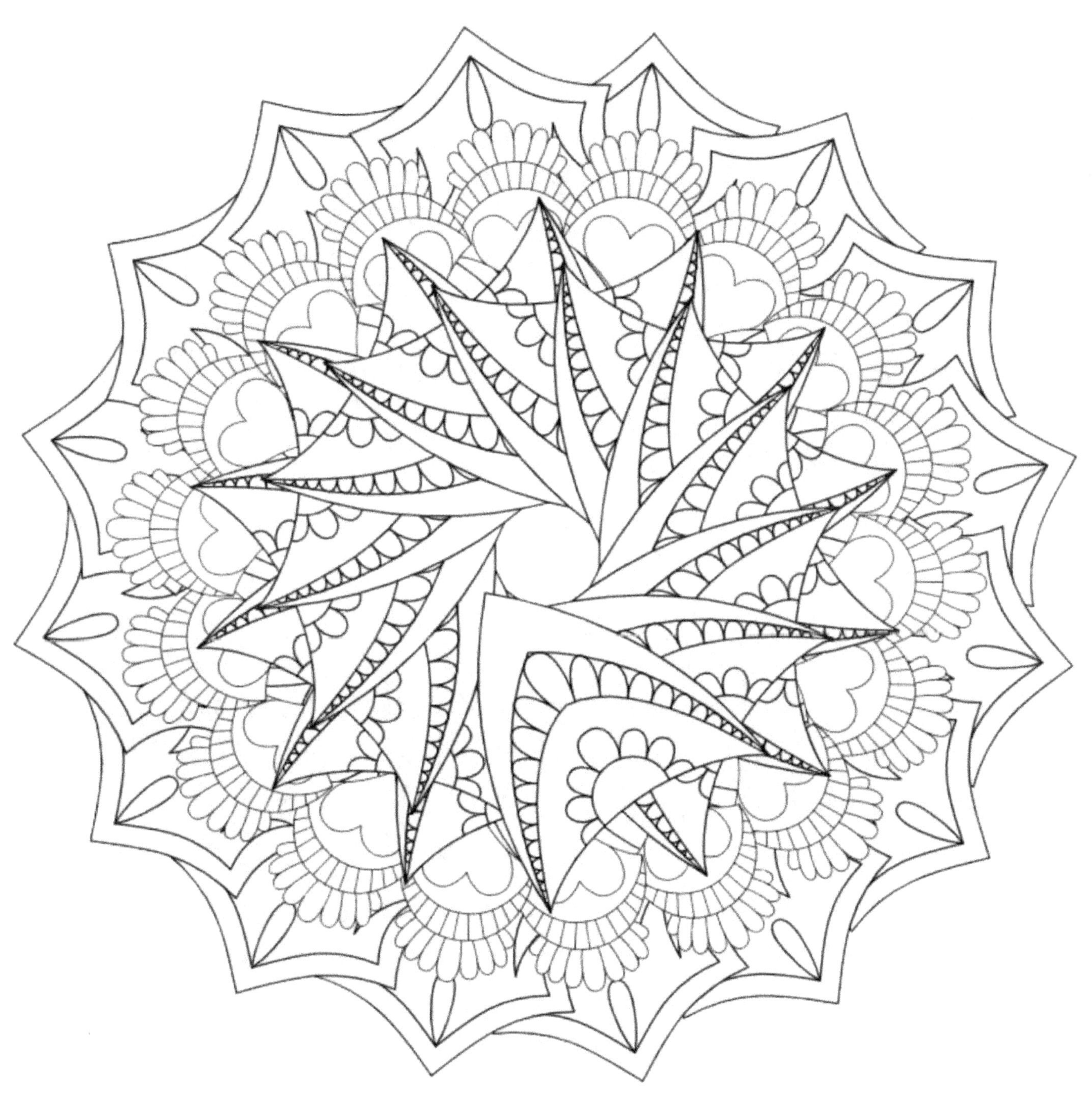

El Regalo de la Verdad sobresale sobre todos los demás regalos.

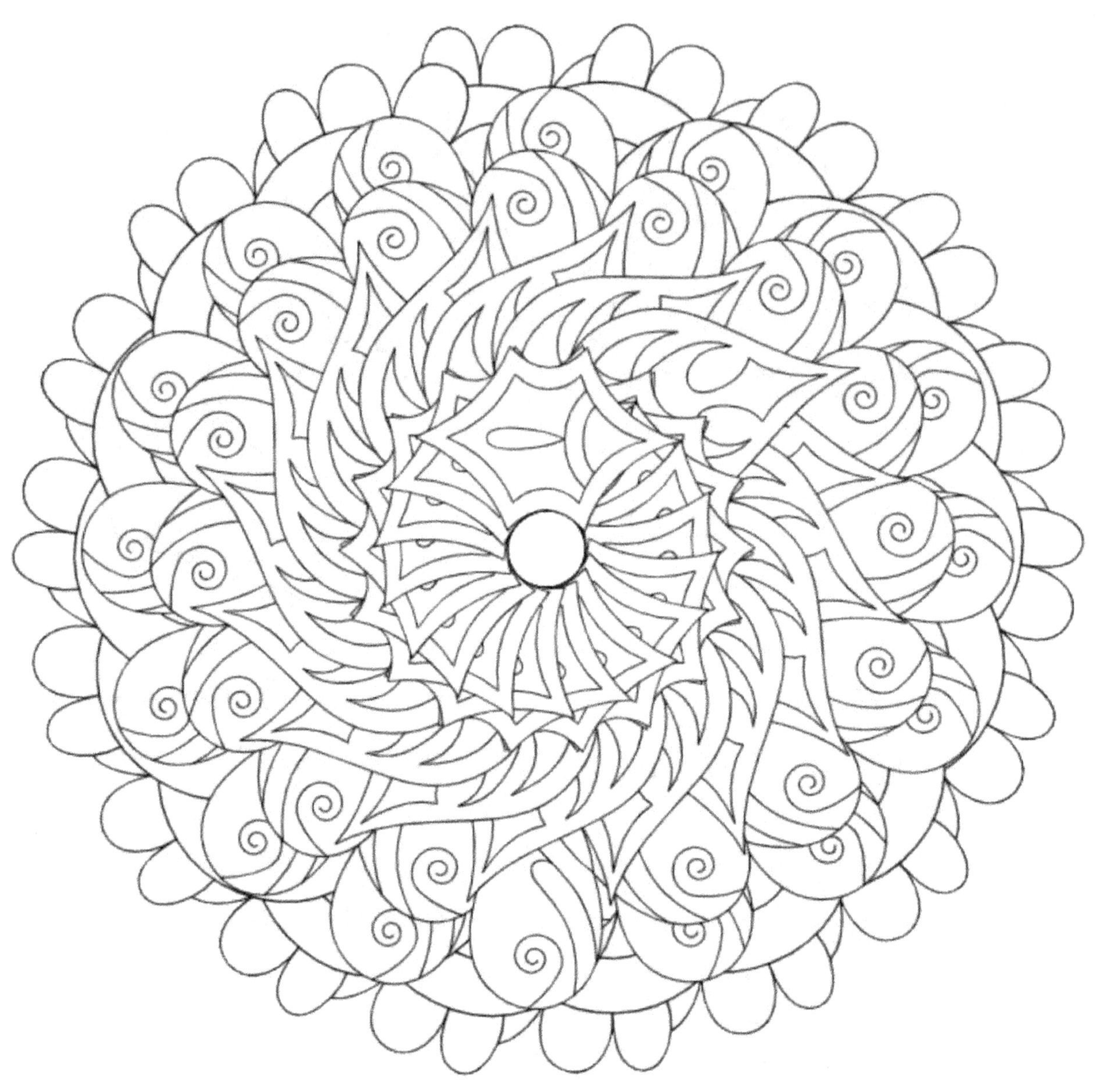

No hay fuego como la pasión, no hay tiburón como el odio,
no hay lazo como la locura, no hay torrente como la
codicia.

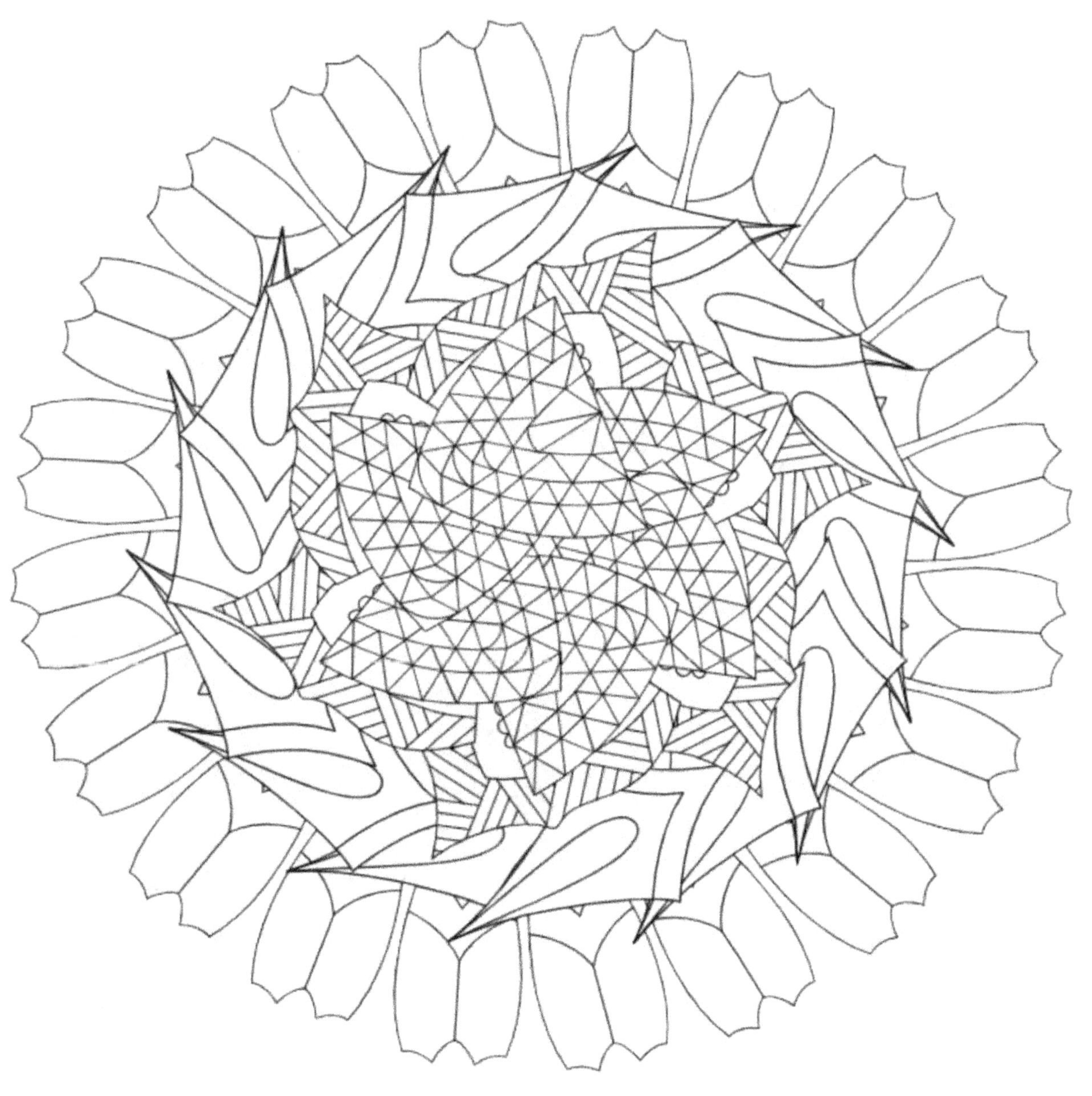

El verdadero amor nace de la comprensión.

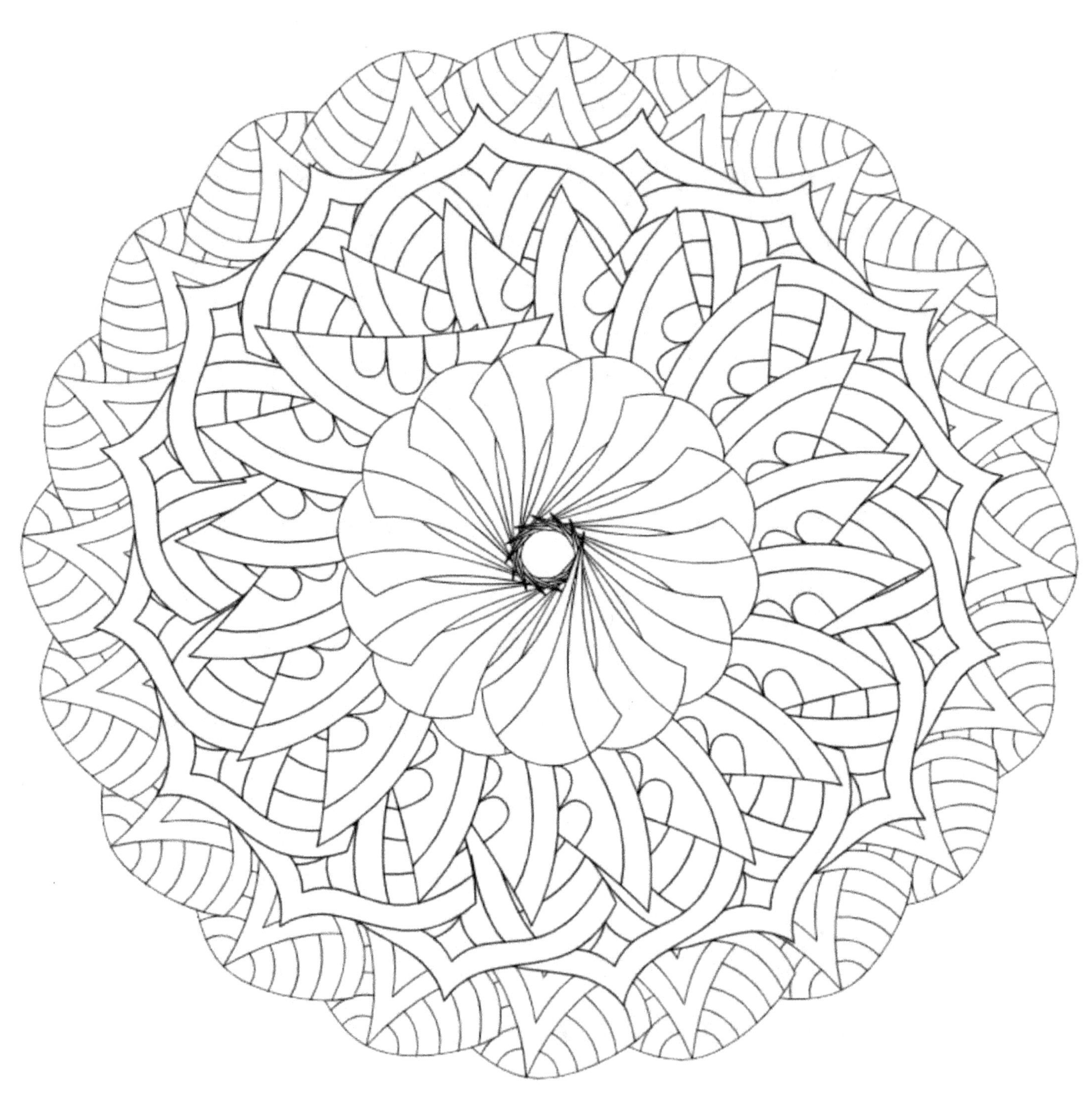

El pie siente el pie cuando siente el suelo.

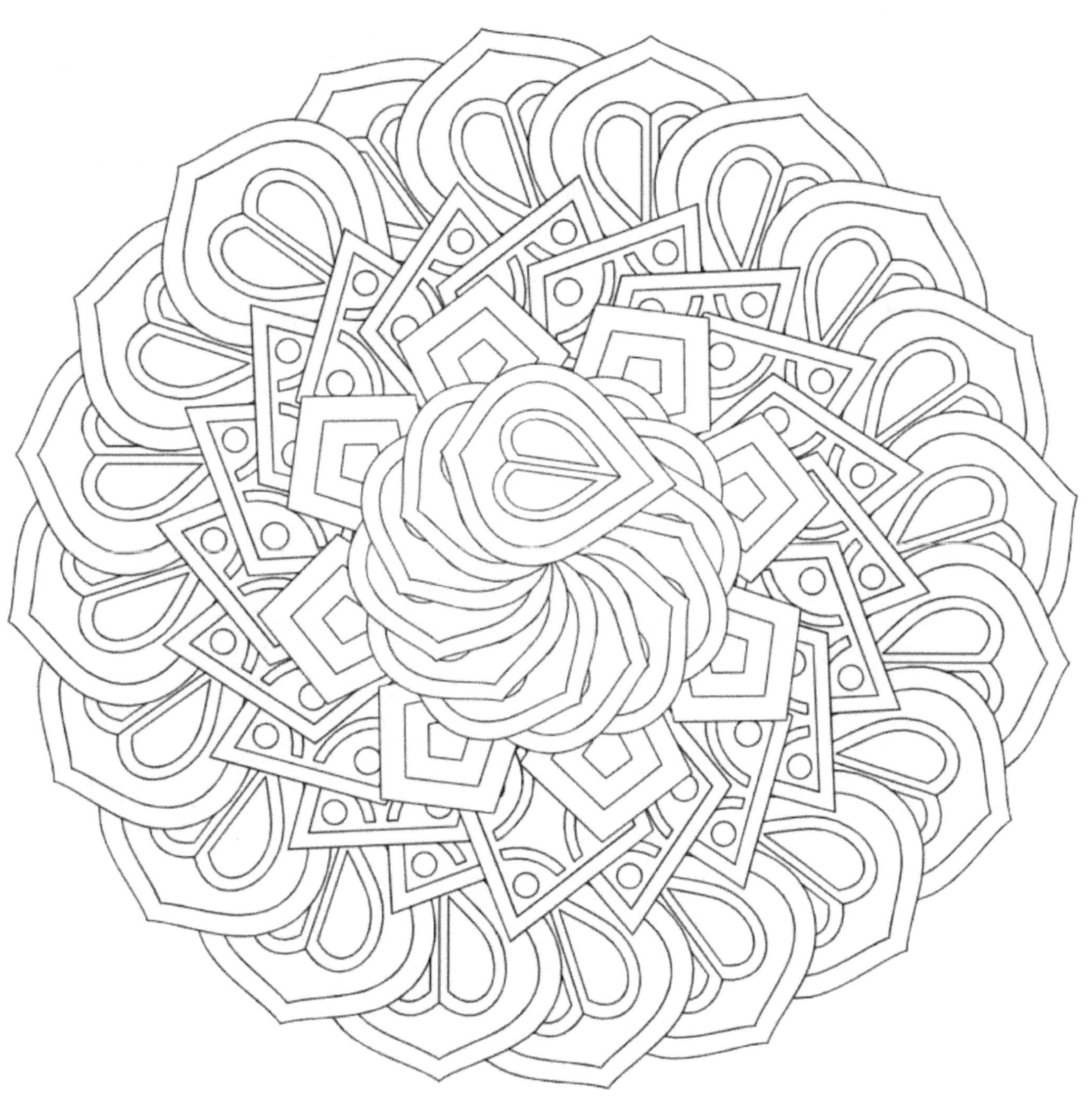

La mente lo es todo. Lo que pienses, en eso te conviertes.

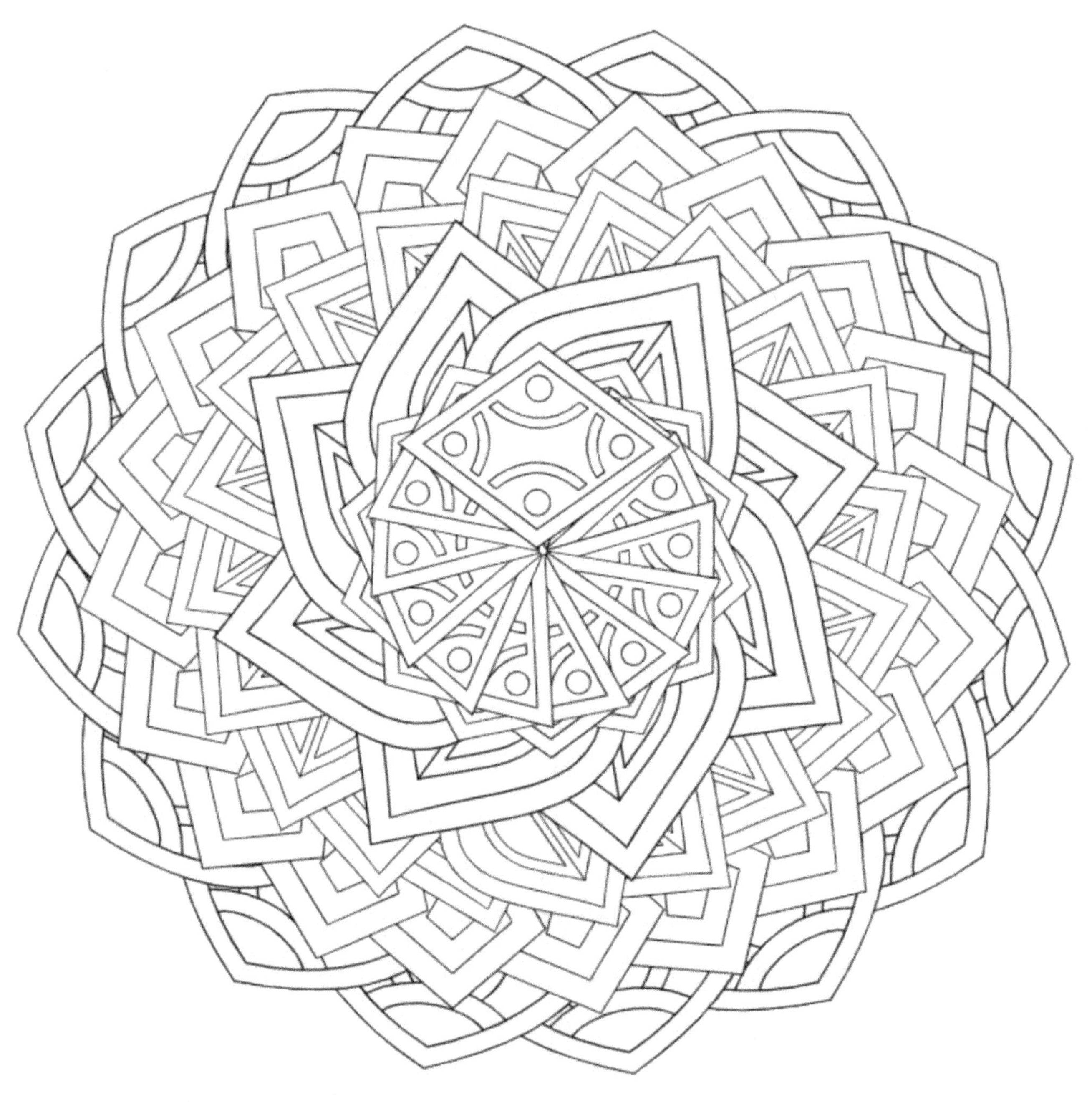

Si enciendes una lámpara para alguien, también
iluminará tu camino.

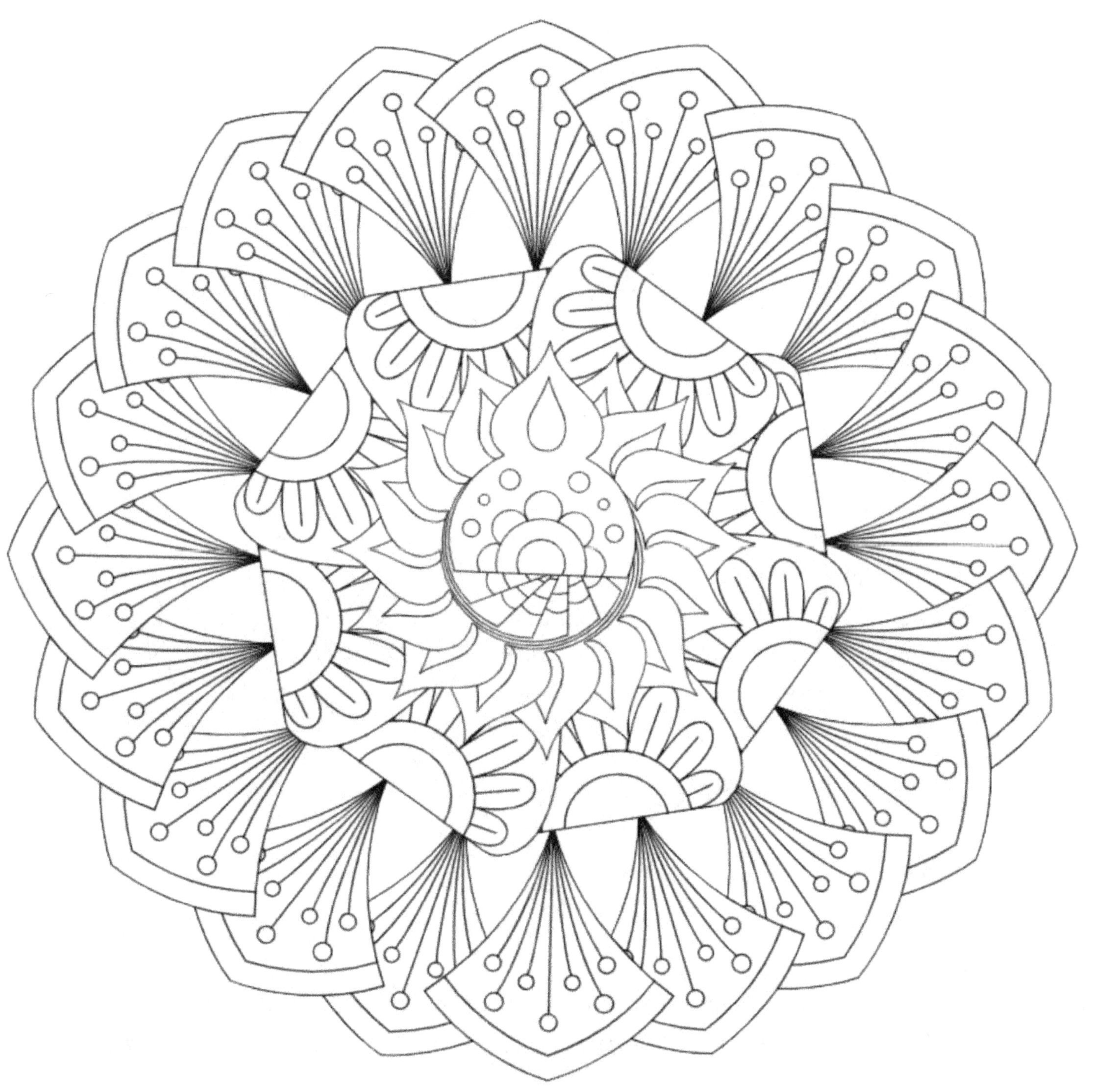

Todas las malas acciones surgen de la mente. ¿Si la mente se transformara pudiera quedar alguna mala acción?

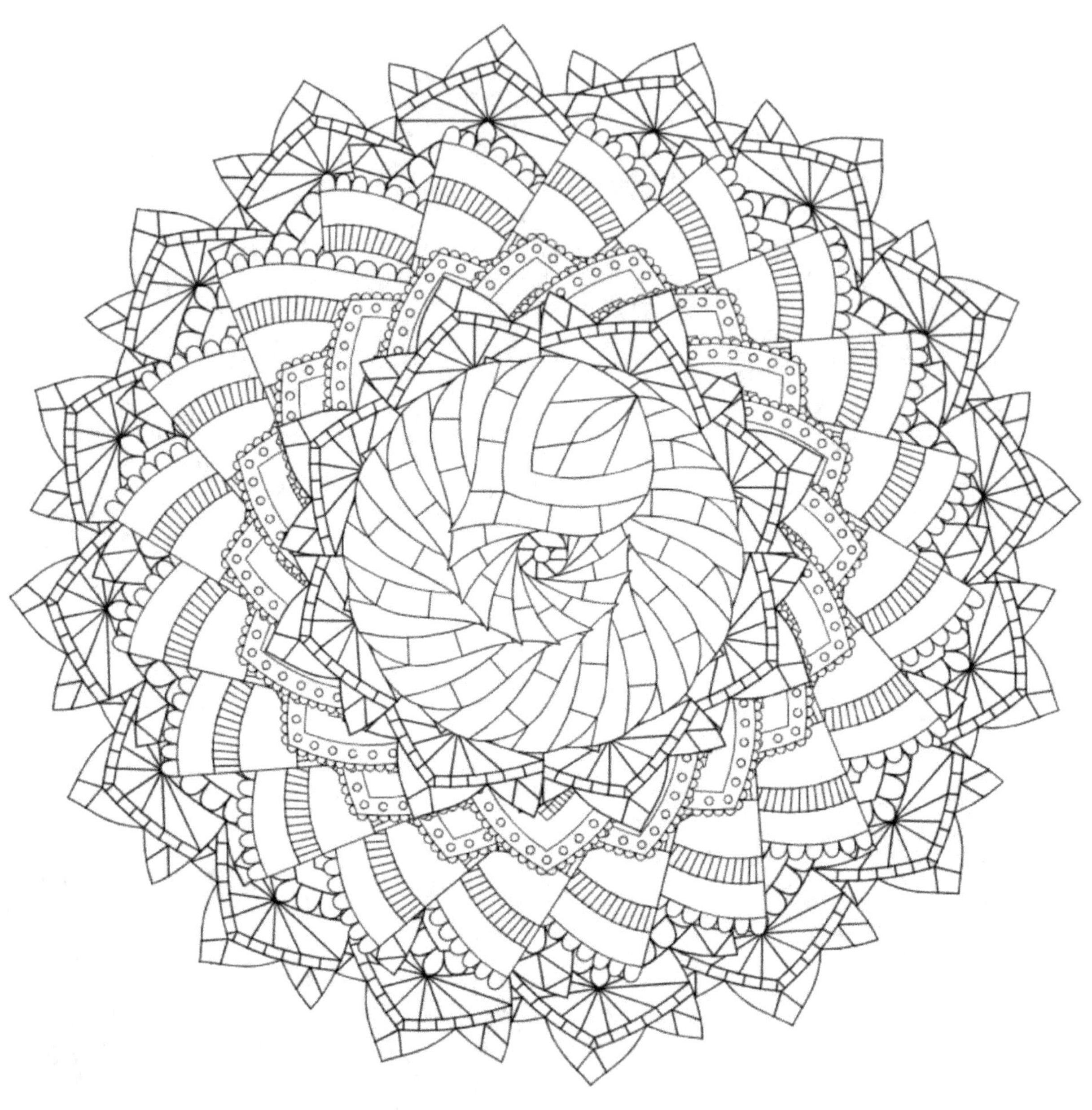

Sólo hay dos errores que se pueden cometer en el camino
hacia la verdad: No empezar, y no llegar hasta el final.

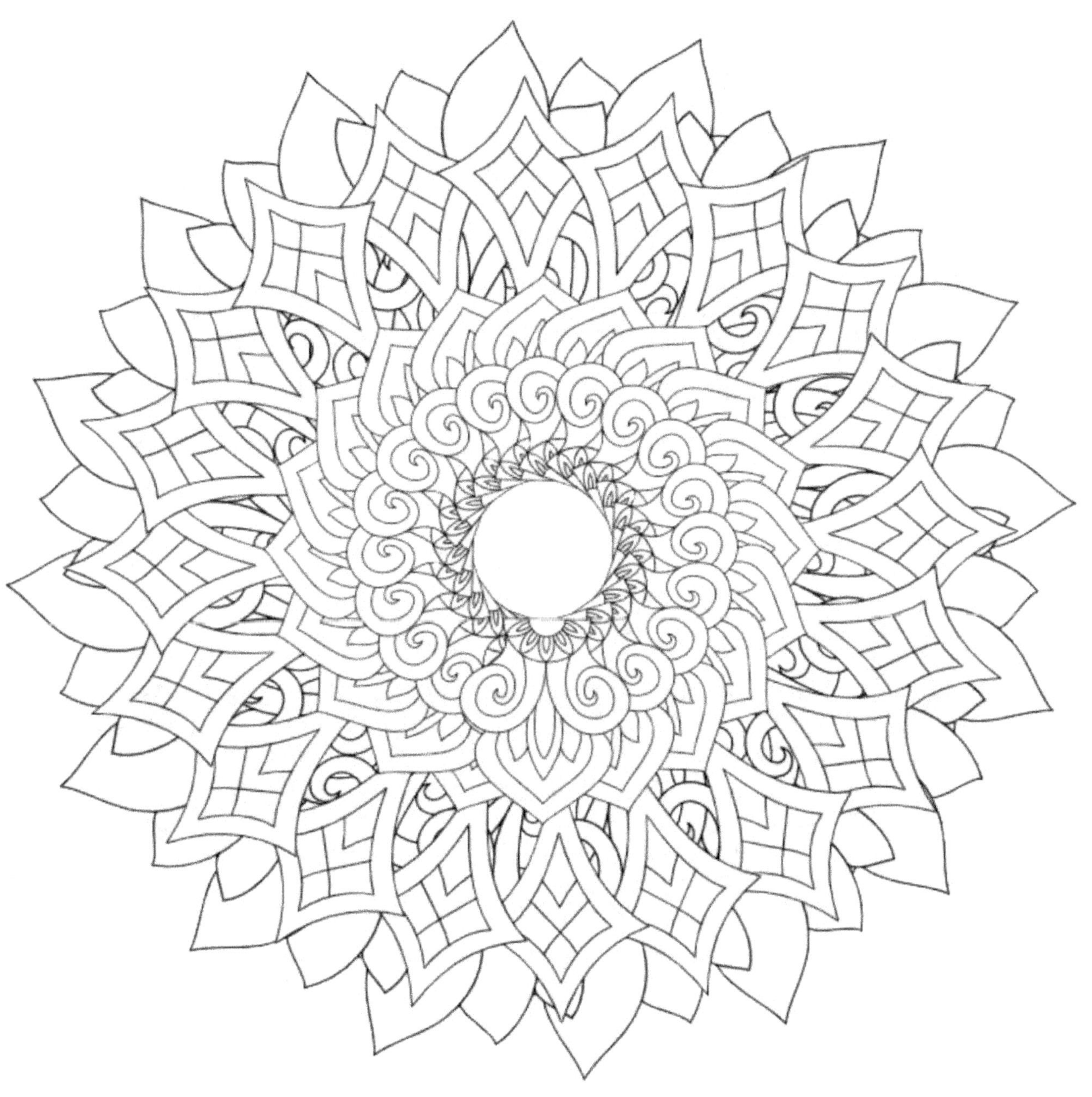

El hombre virtuoso se deleita en este mundo y se deleita en el siguiente.

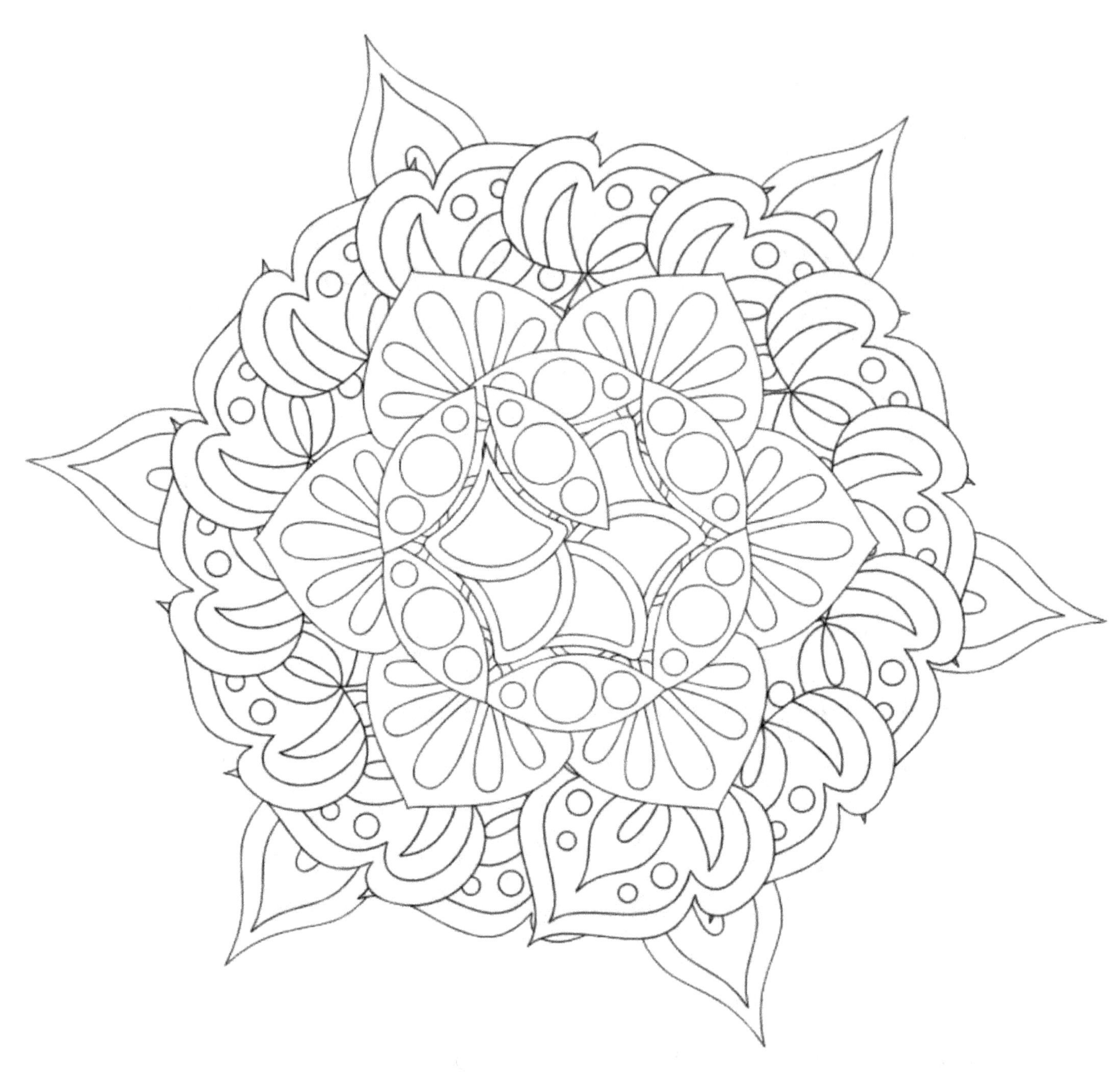

La bondad debe ser la forma natural de la vida, no la excepción.

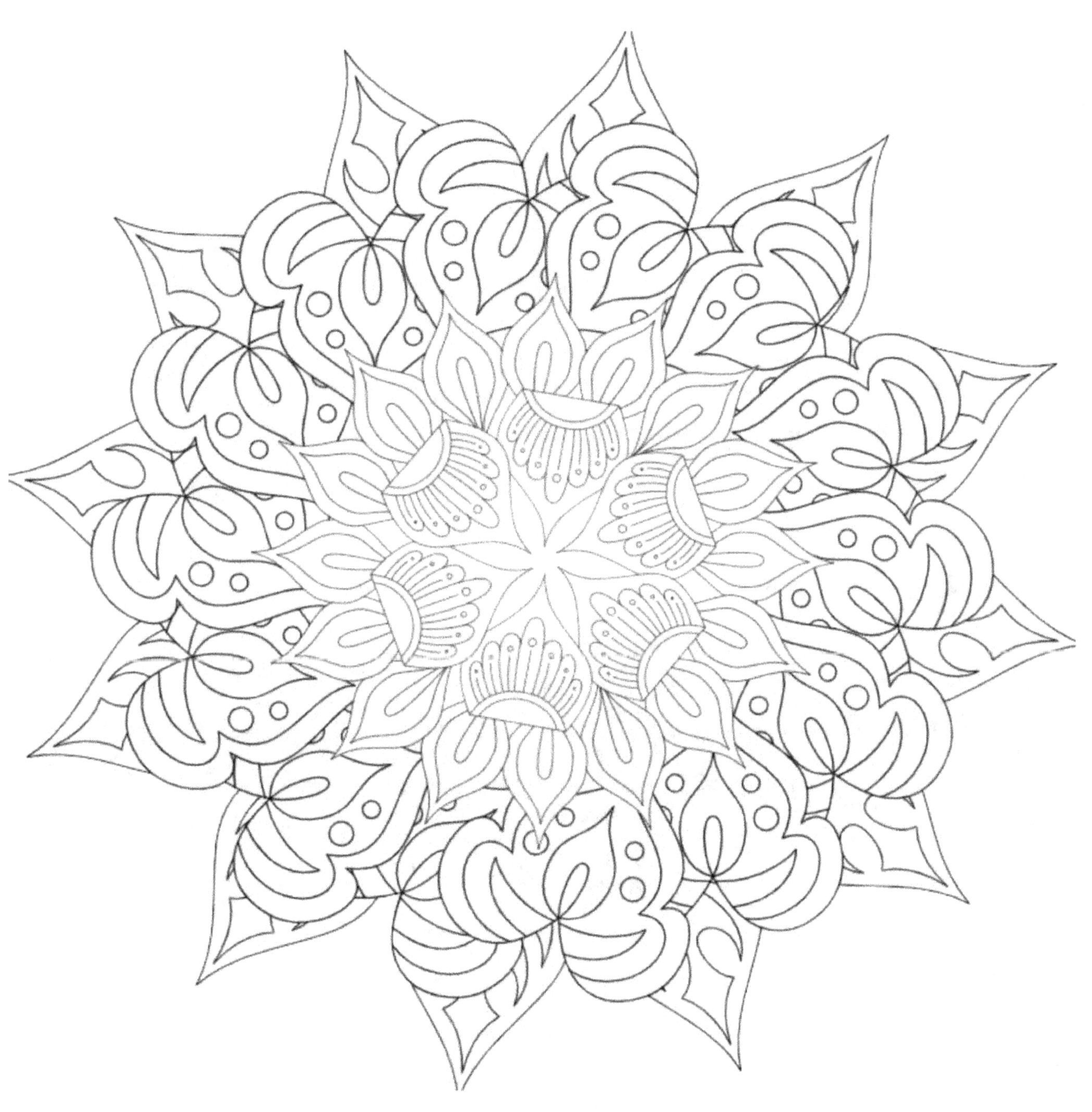

Una familia es un lugar en donde las mentes entran en contacto unas con otras. Si estas mentes se aman, la casa será tan hermosa como un jardín de flores. Pero si estas mentes salen de la armonía entre sí, es como una tormenta que causa estragos en el jardín.

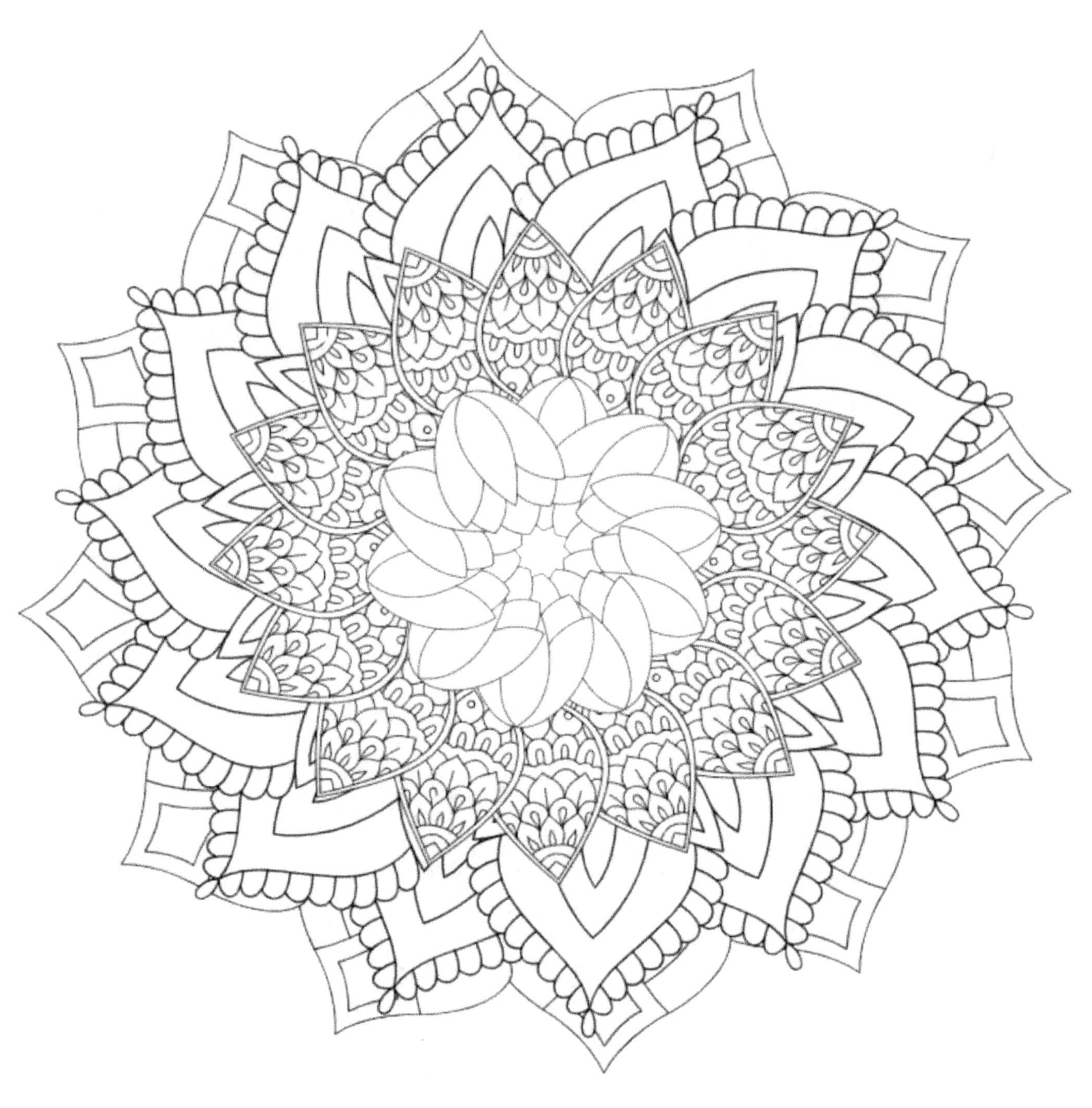

¡Despierta! Sé testigo de tus pensamientos. Tú eres el que observa,
no lo que se observa.

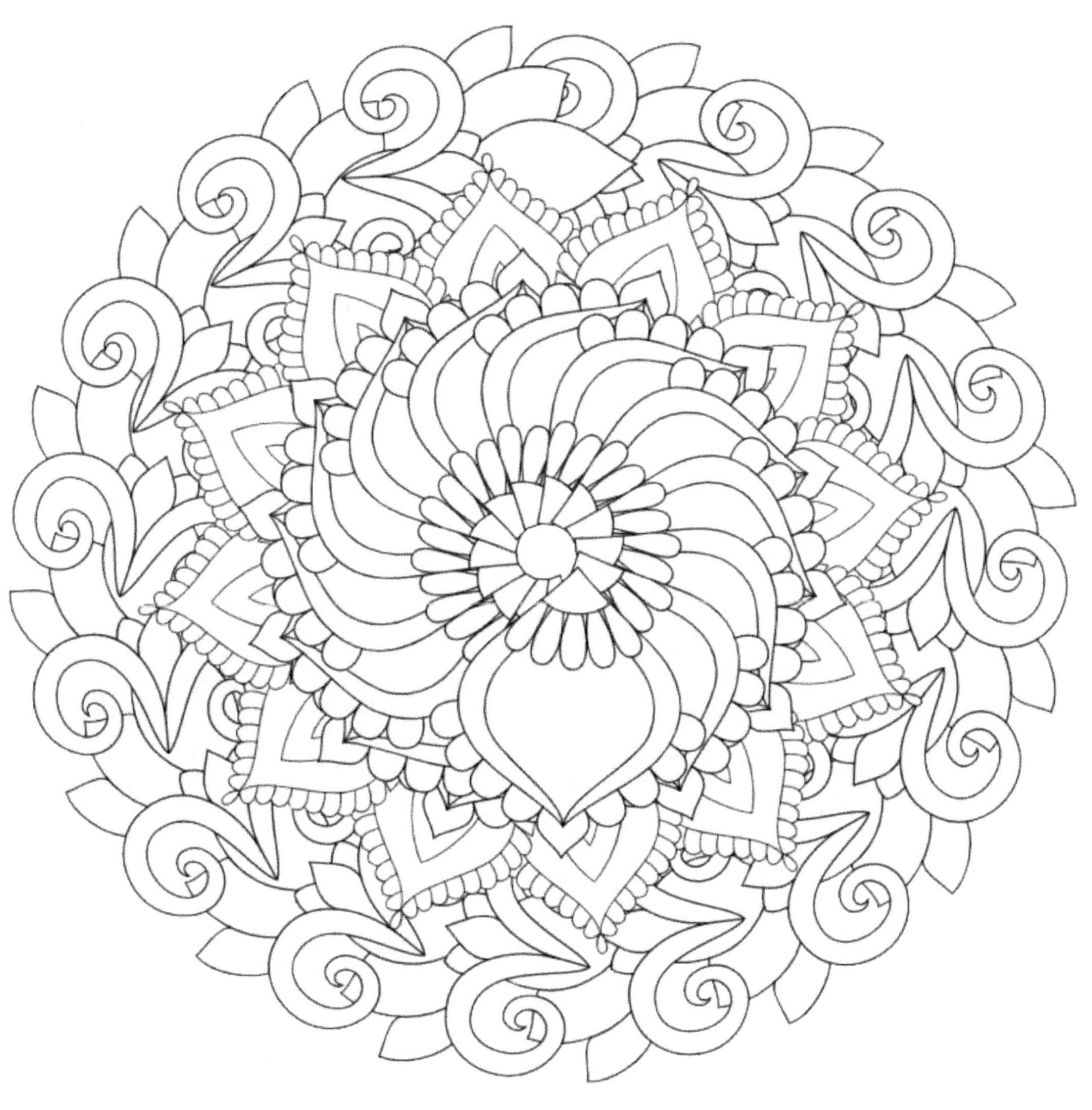

*Cuando nos encontramos en la dirección correcta, lo único
que debemos hacer es seguir caminando.*

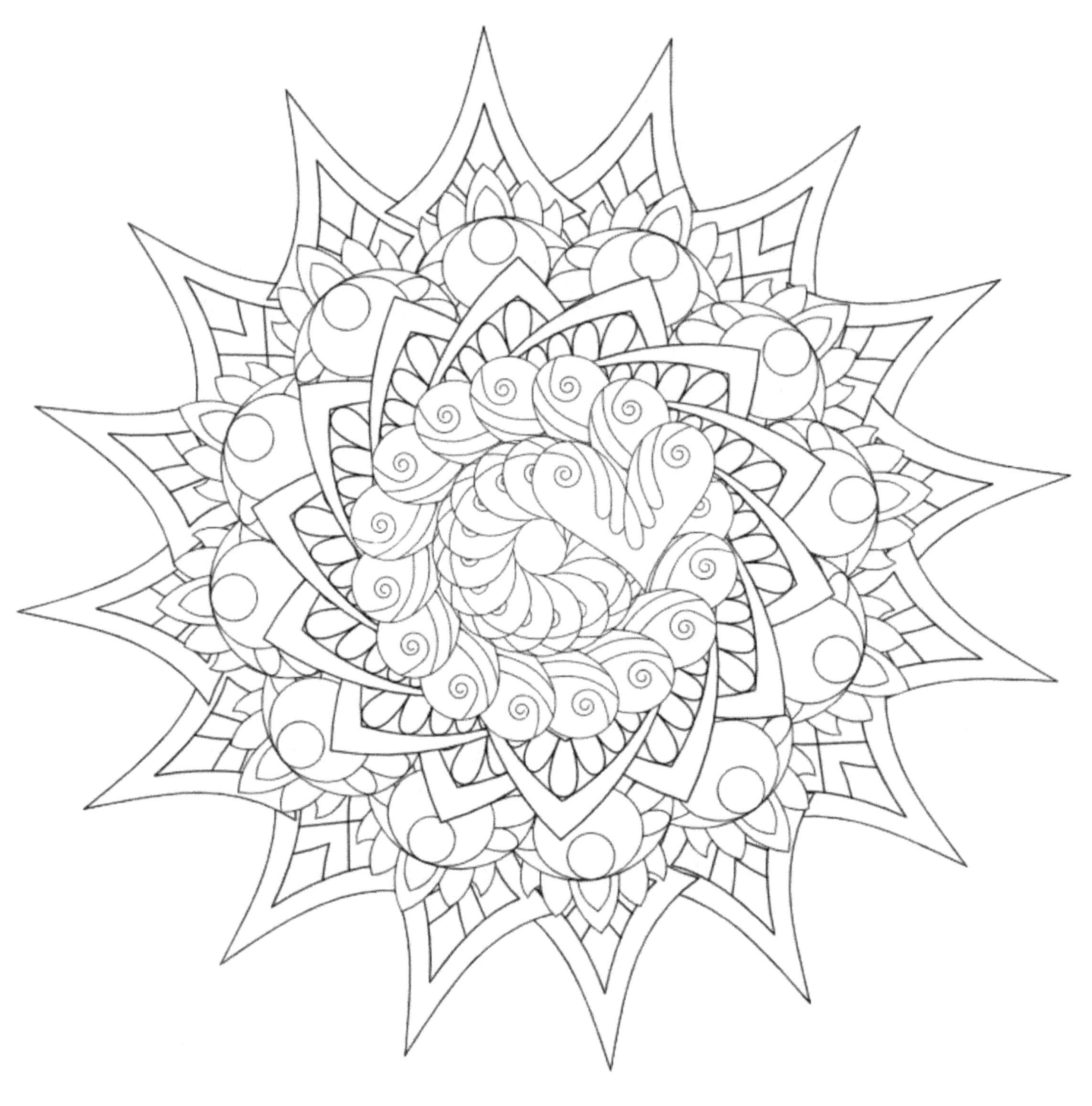

La enseñanza es simple. Haz lo correcto. Sé puro.

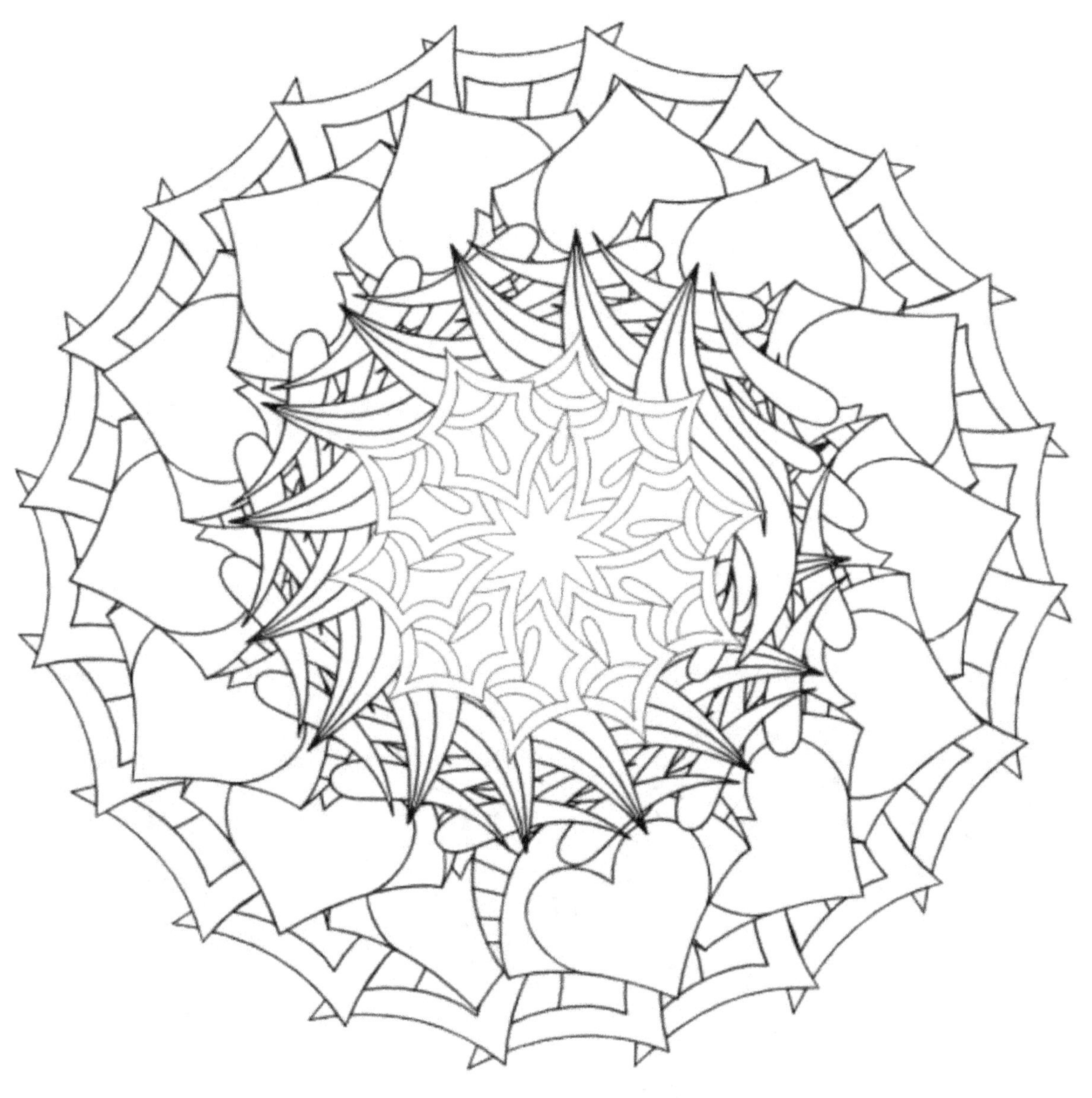

El apego lleva al sufrimiento.

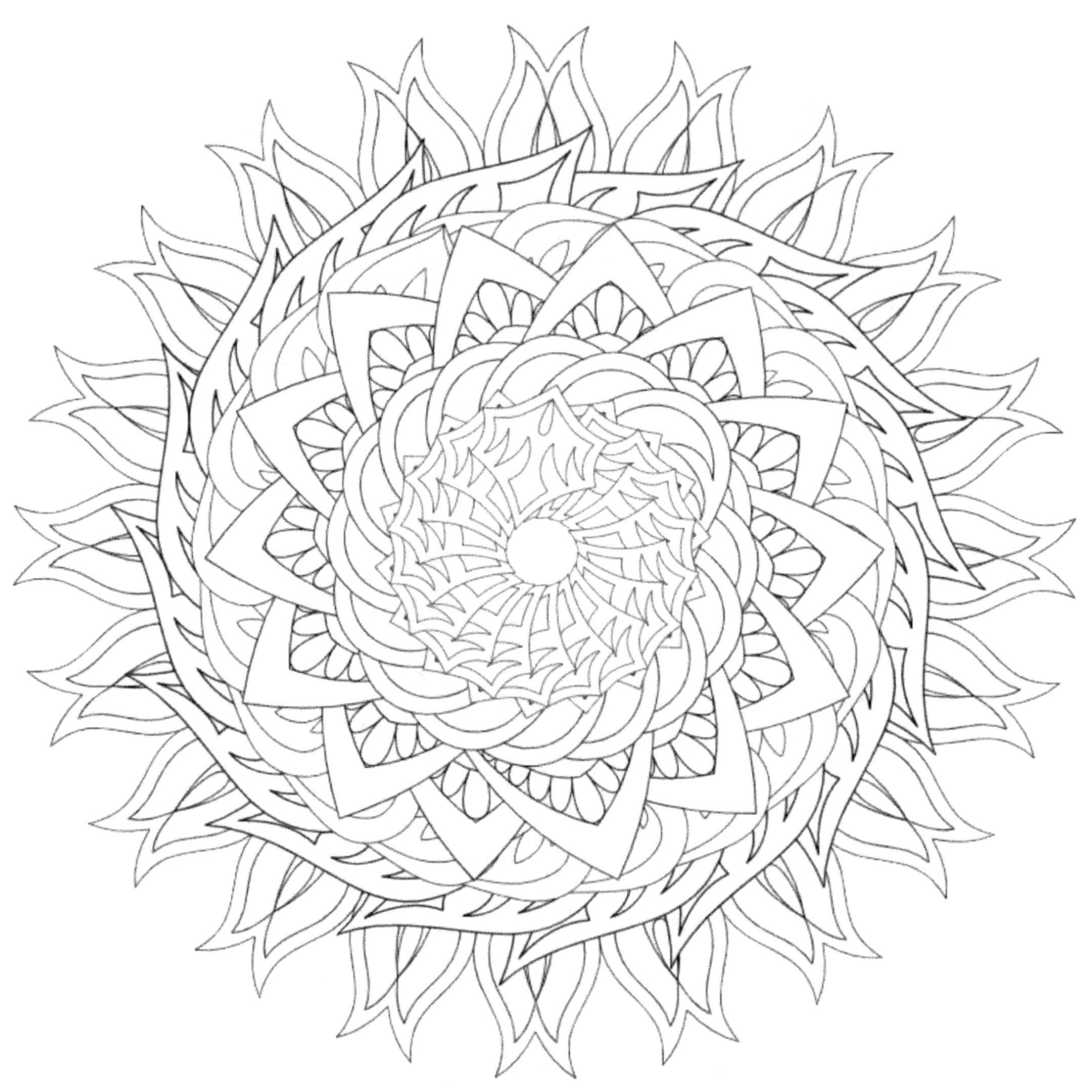

Las palabras tienen tanto el poder de destruir como de sanar. Cuando las palabras son verdaderas y amables, estas pueden cambiar nuestro mundo.

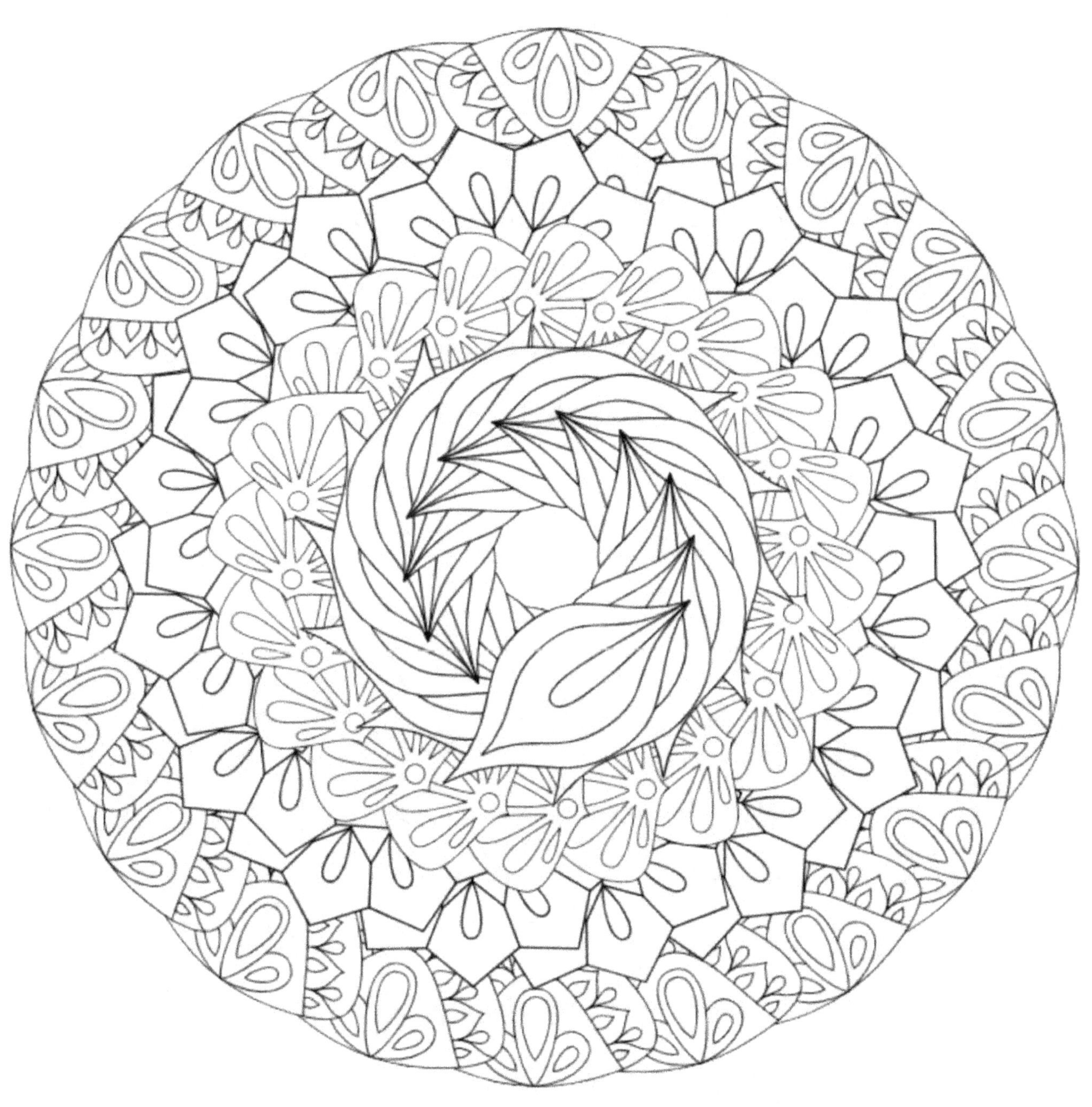

Lo que somos hoy proviene de nuestros pensamientos de ayer, y nuestros pensamientos presentes construyen nuestra vida de mañana: nuestra vida es la creación de nuestra propia mente.

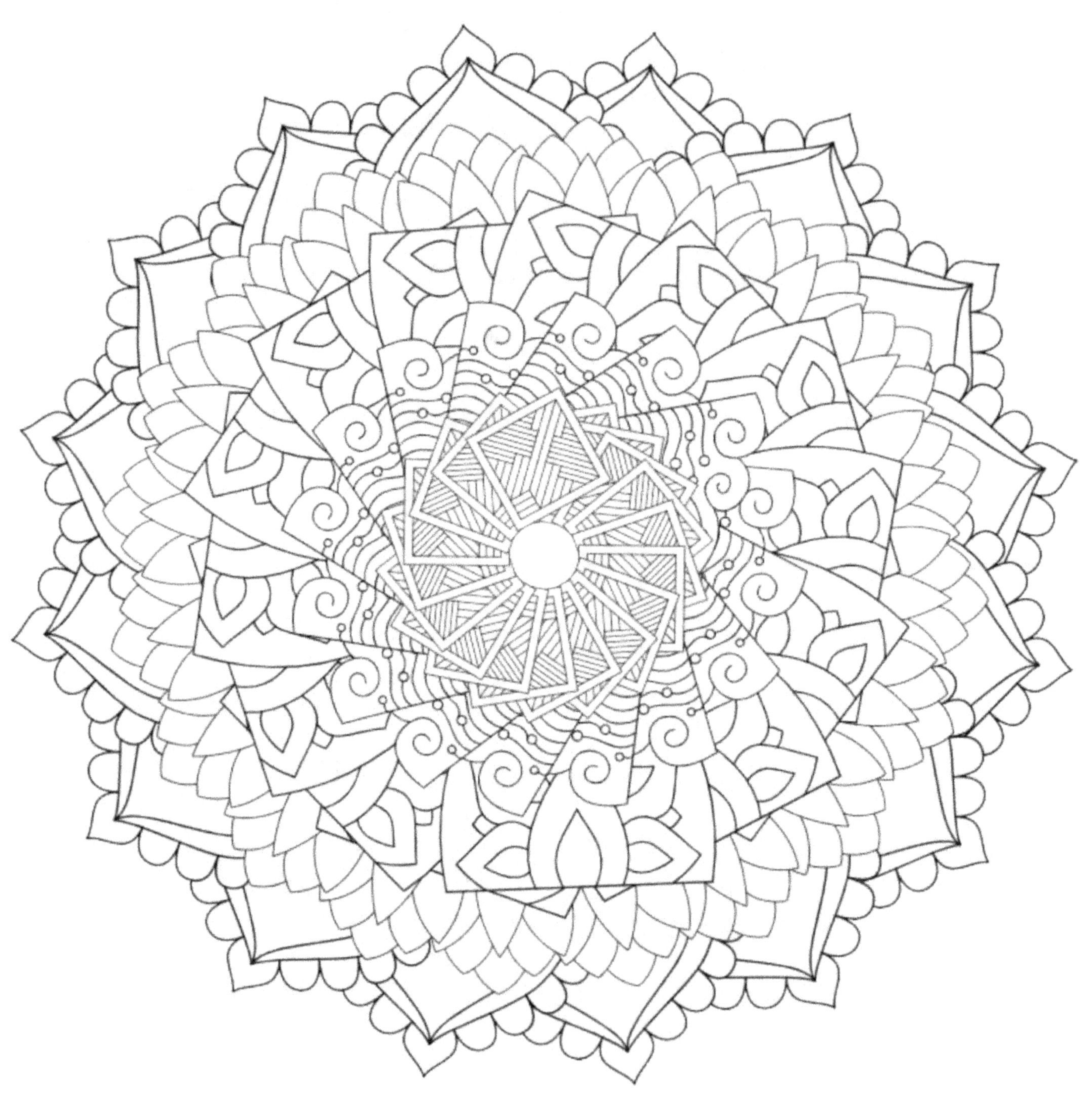

La ira nunca desaparecerá mientras los pensamientos de resentimiento sean apreciados en la mente.

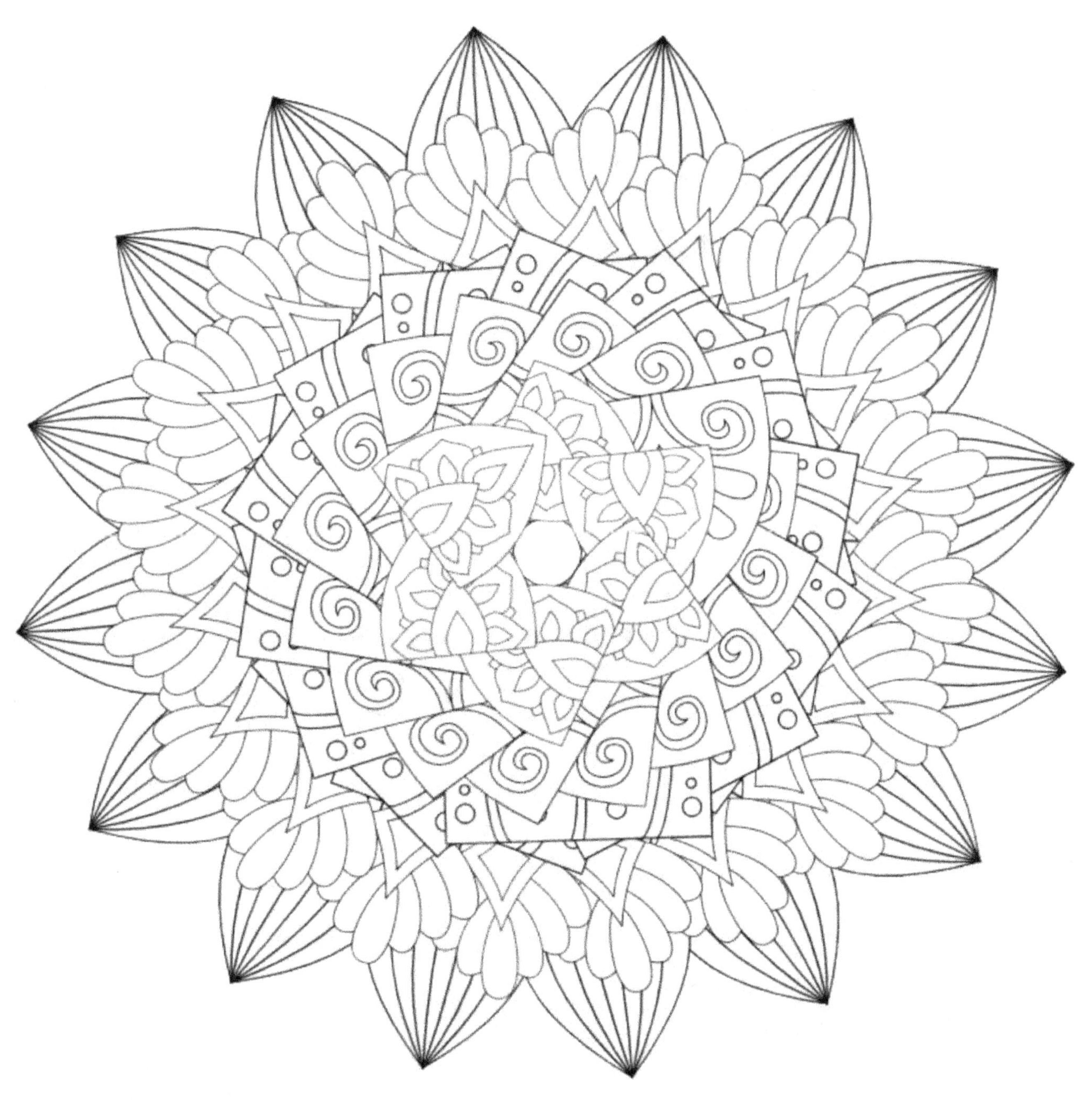

El pasado ya se ha ido, el futuro todavía no está aquí. Sólo hay un momento en el que vives, y ese es el momento presente.

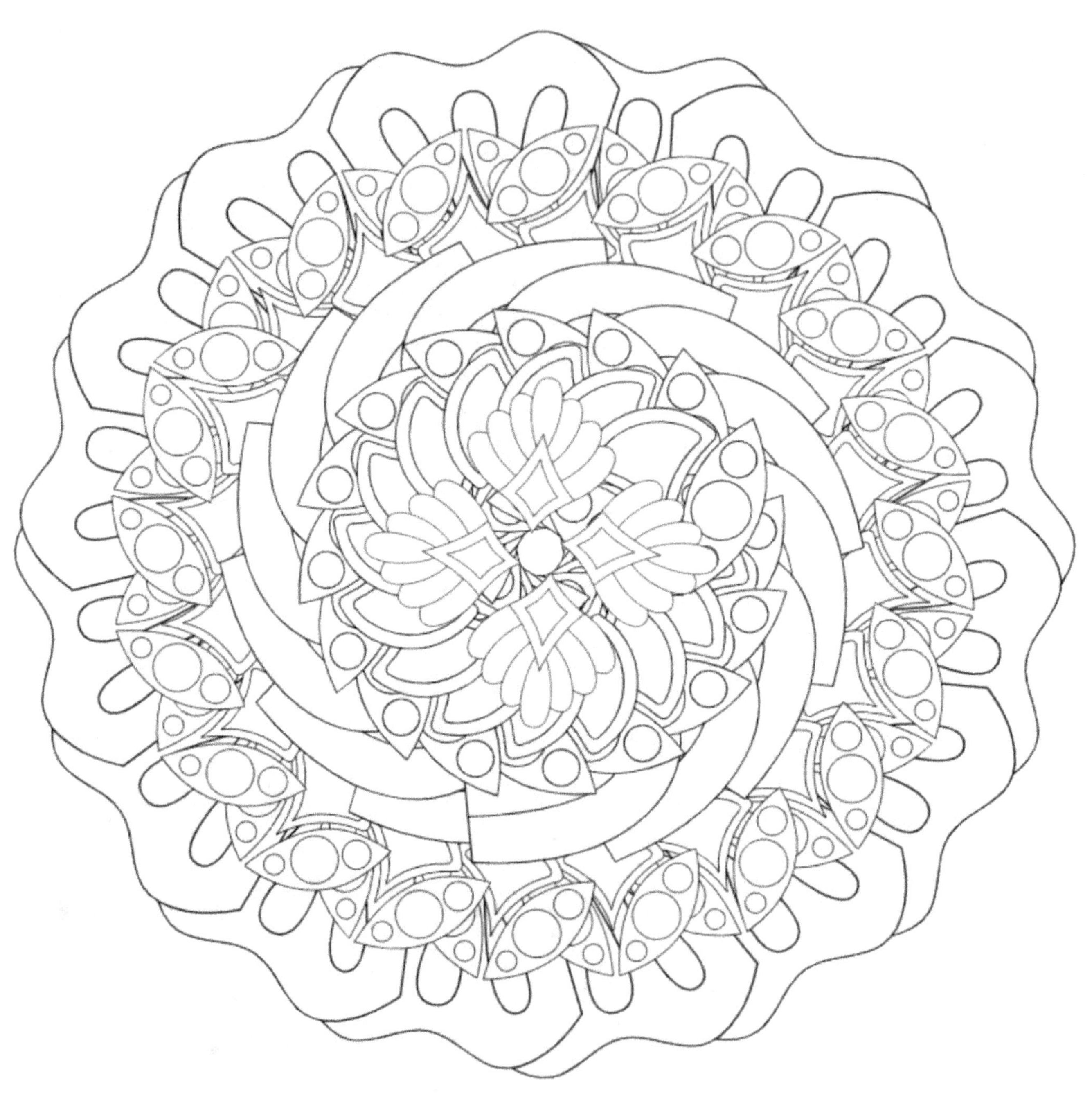

La noche más oscura es la ignorancia

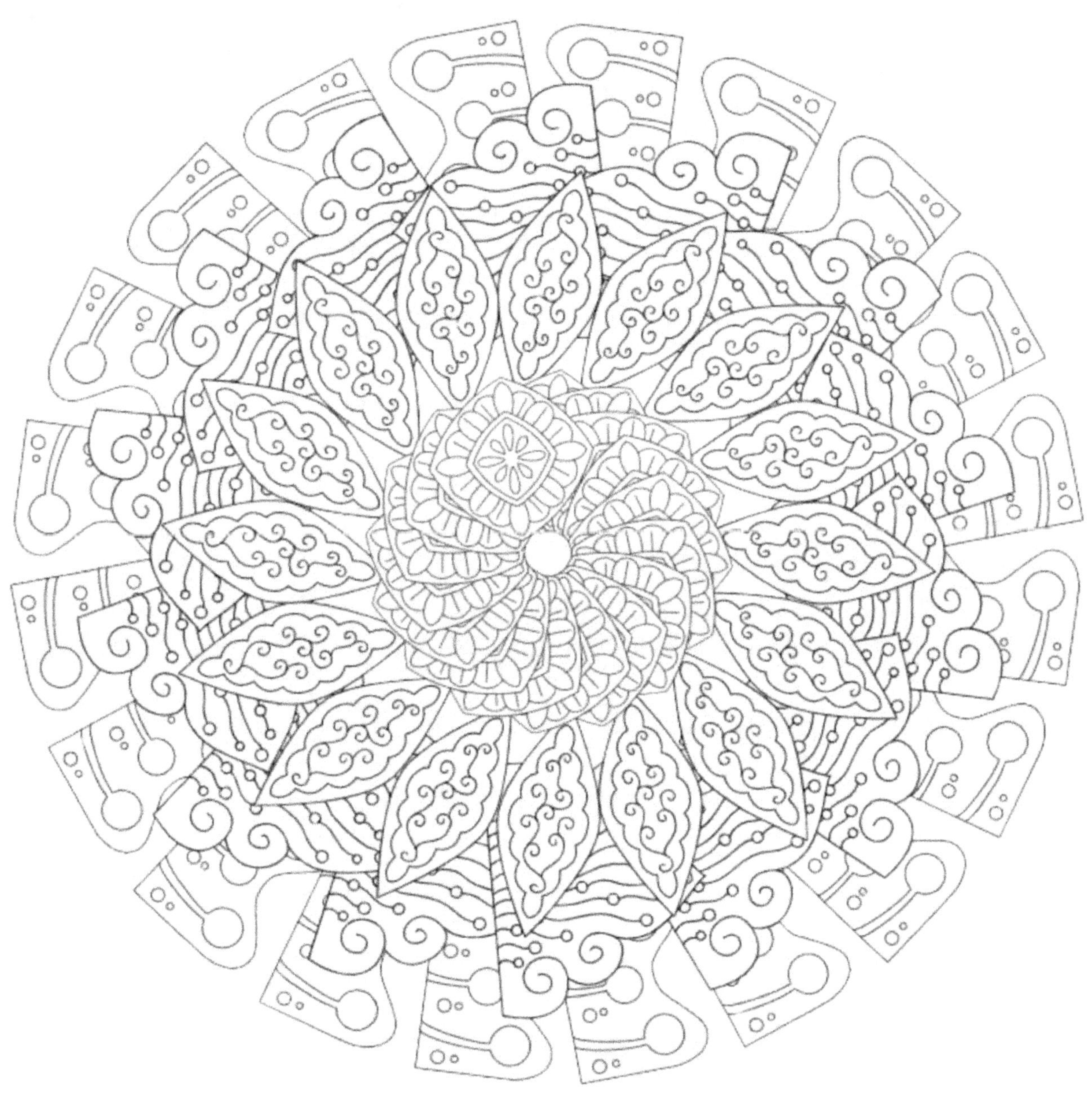

Un perro no se considera un buen perro porque sea un buen ladrador. Un hombre no se considera un buen hombre porque sea un buen orador.

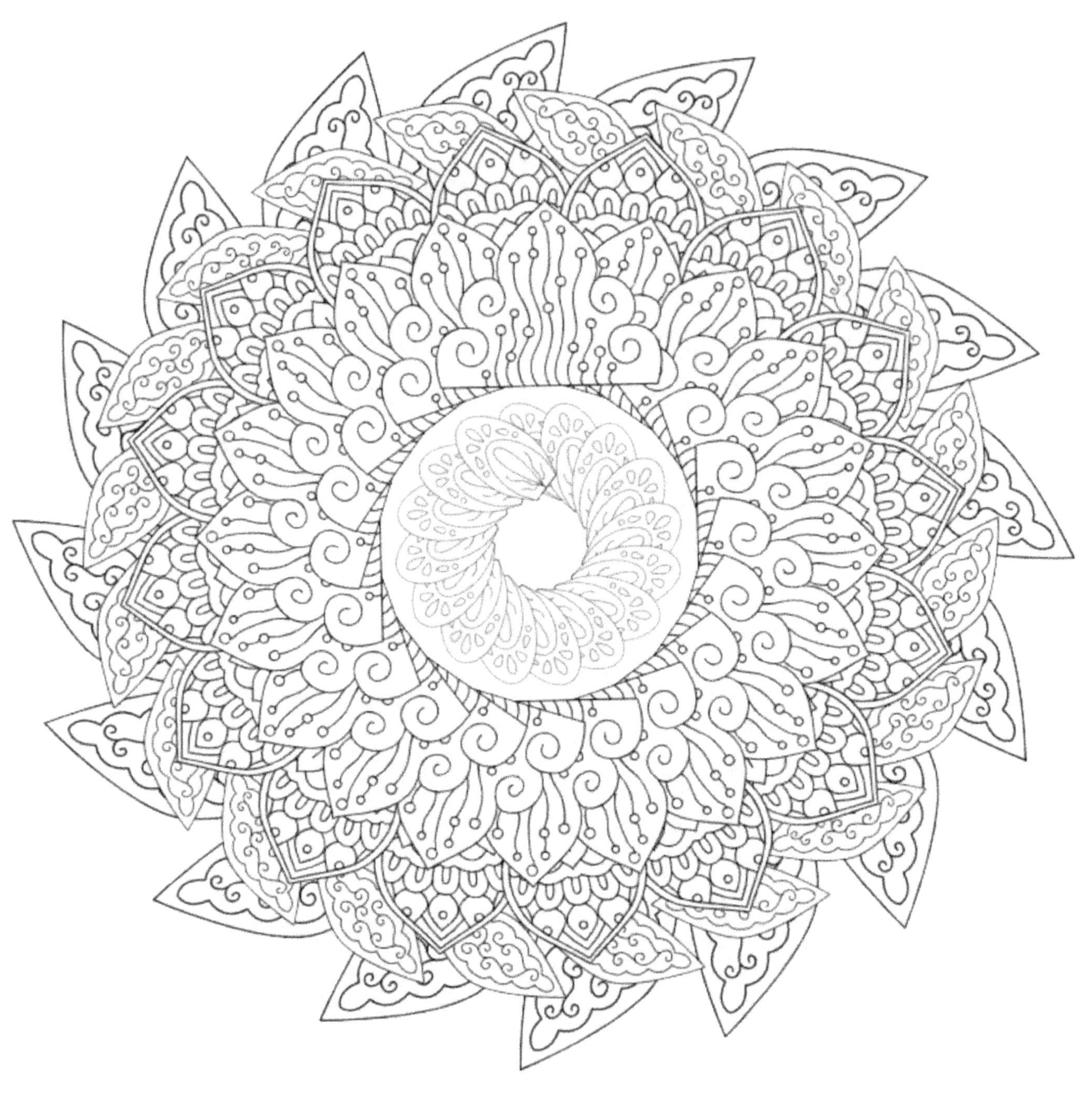

El único fracaso real en la vida es no ser fiel a lo que uno sabe.

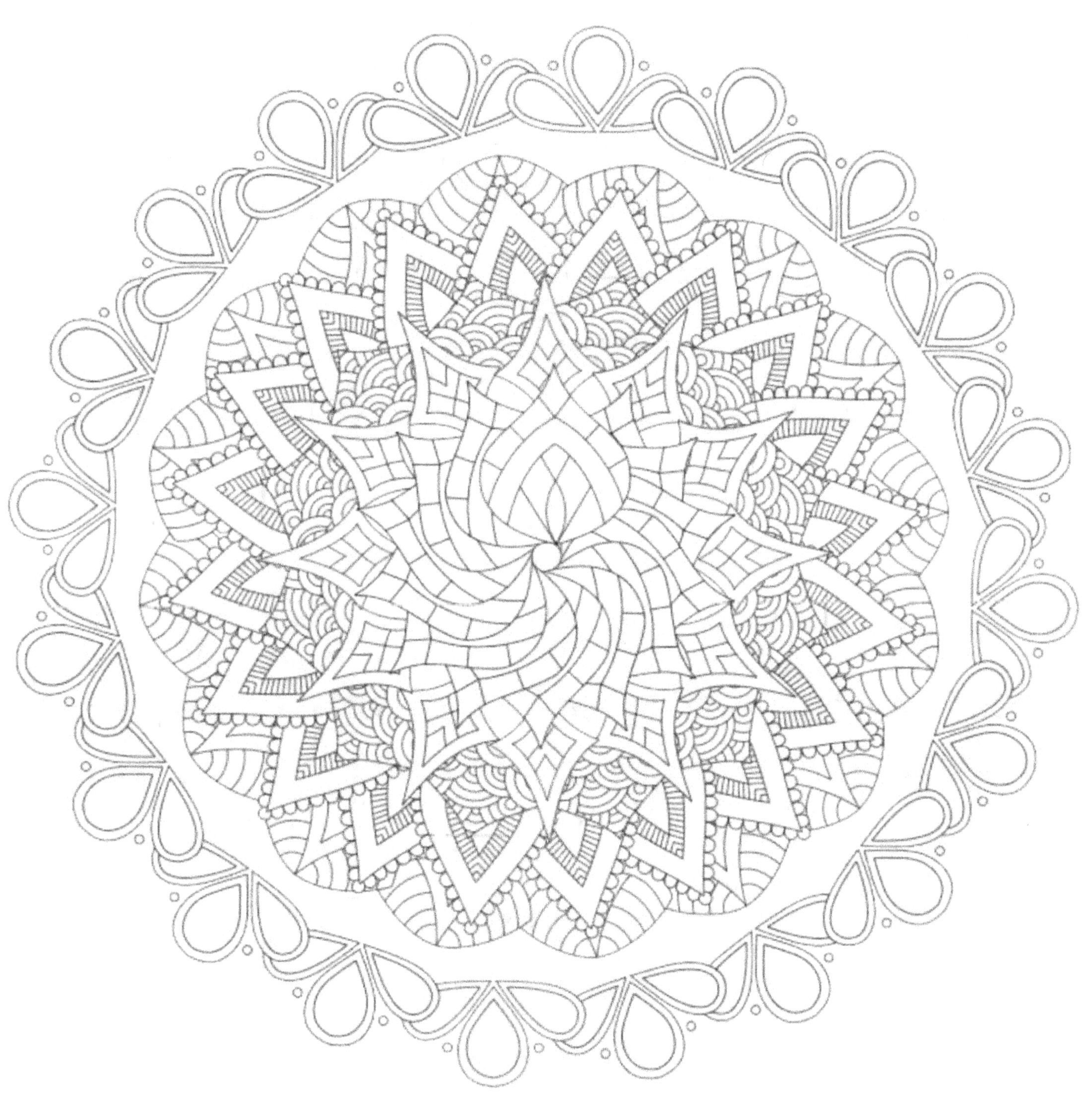

Si no cambias de dirección, puedes terminar hacia donde te diriges.

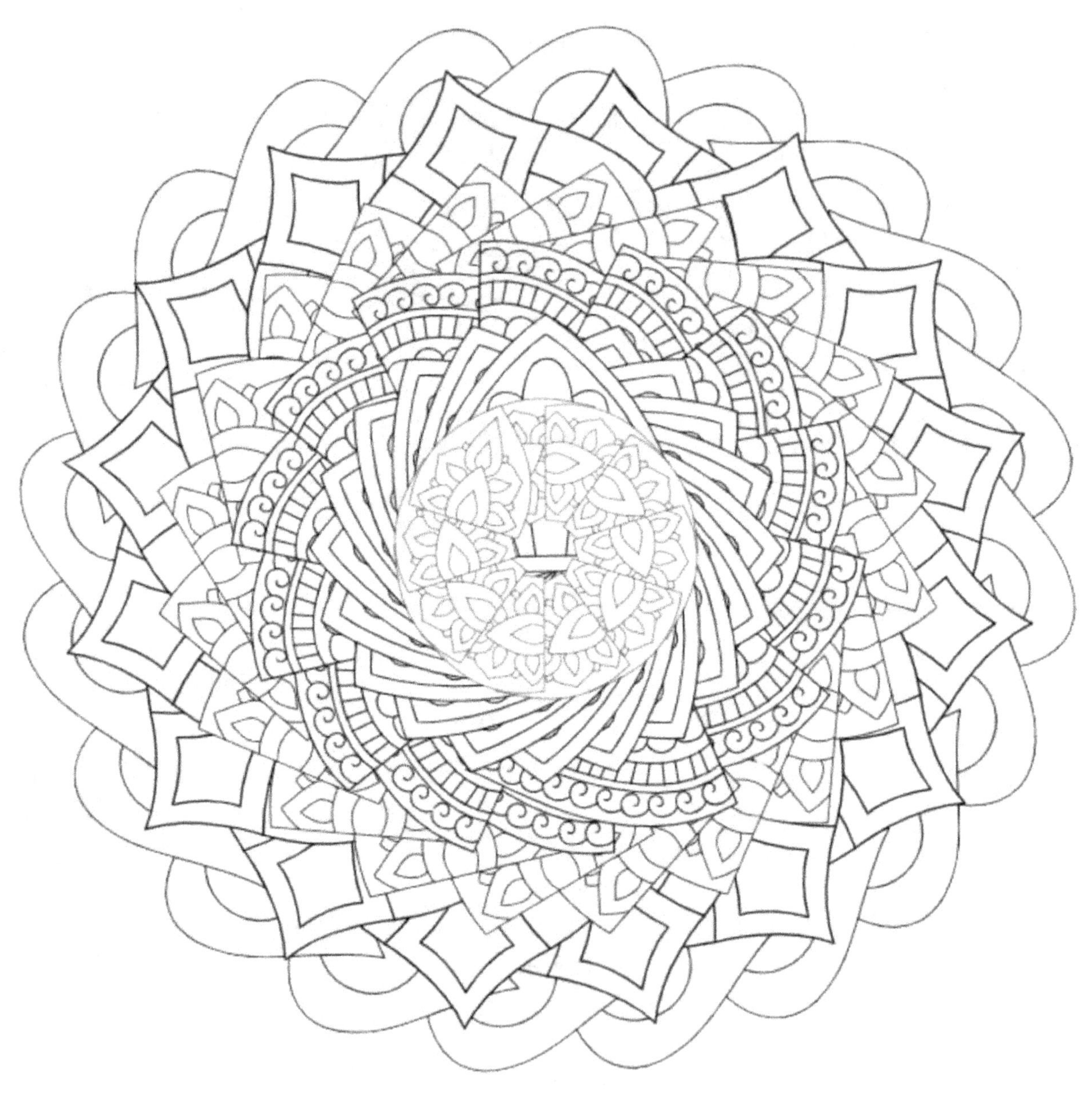

Si una persona inteligente se asocia a una persona sabia
sólo por un minuto, pronto percibirá la verdad, al igual que
la lengua siente el gusto de la sopa.

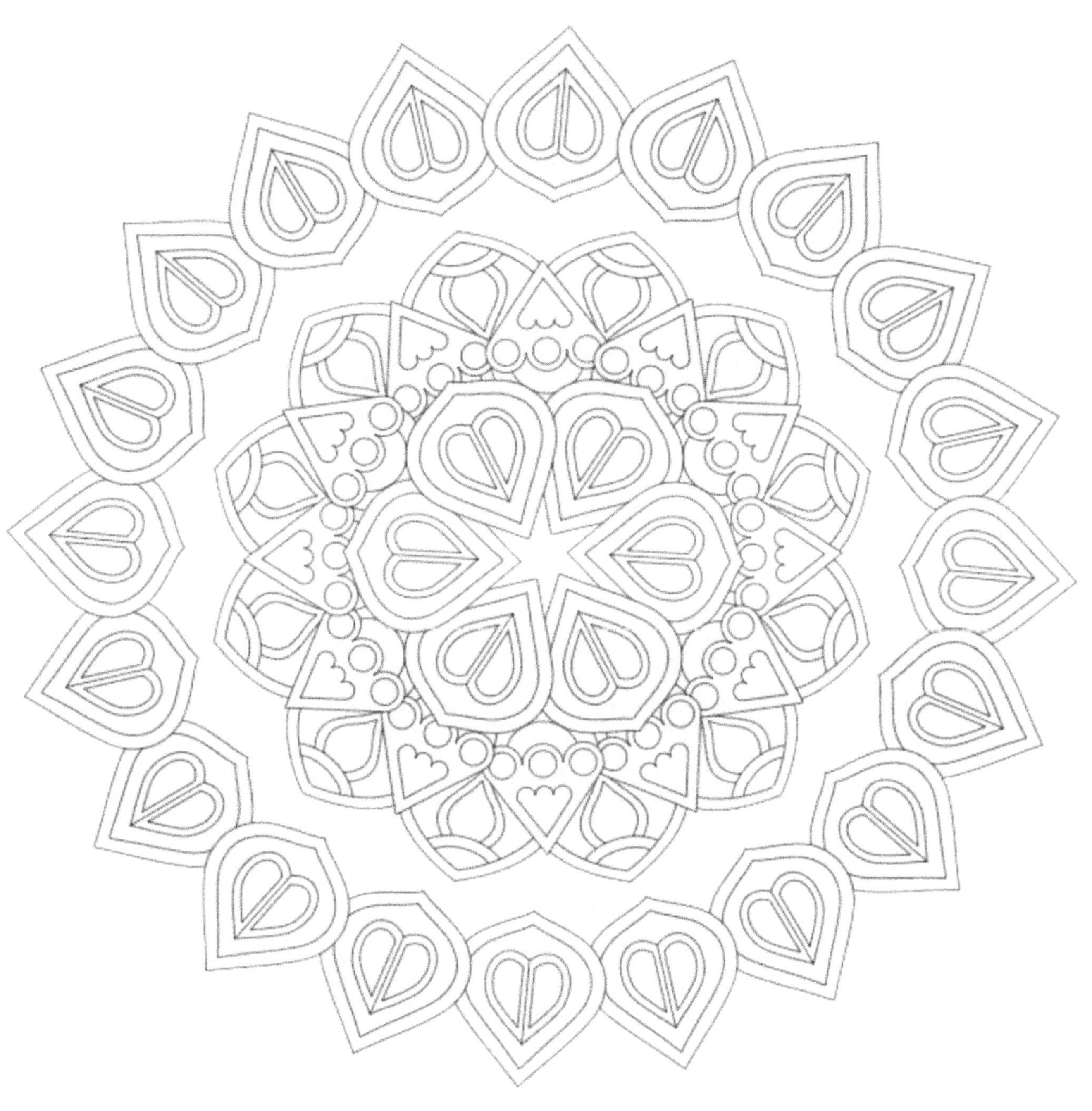

Tiene que existir el mal para que el bien pueda probar
su pureza por encima de él.

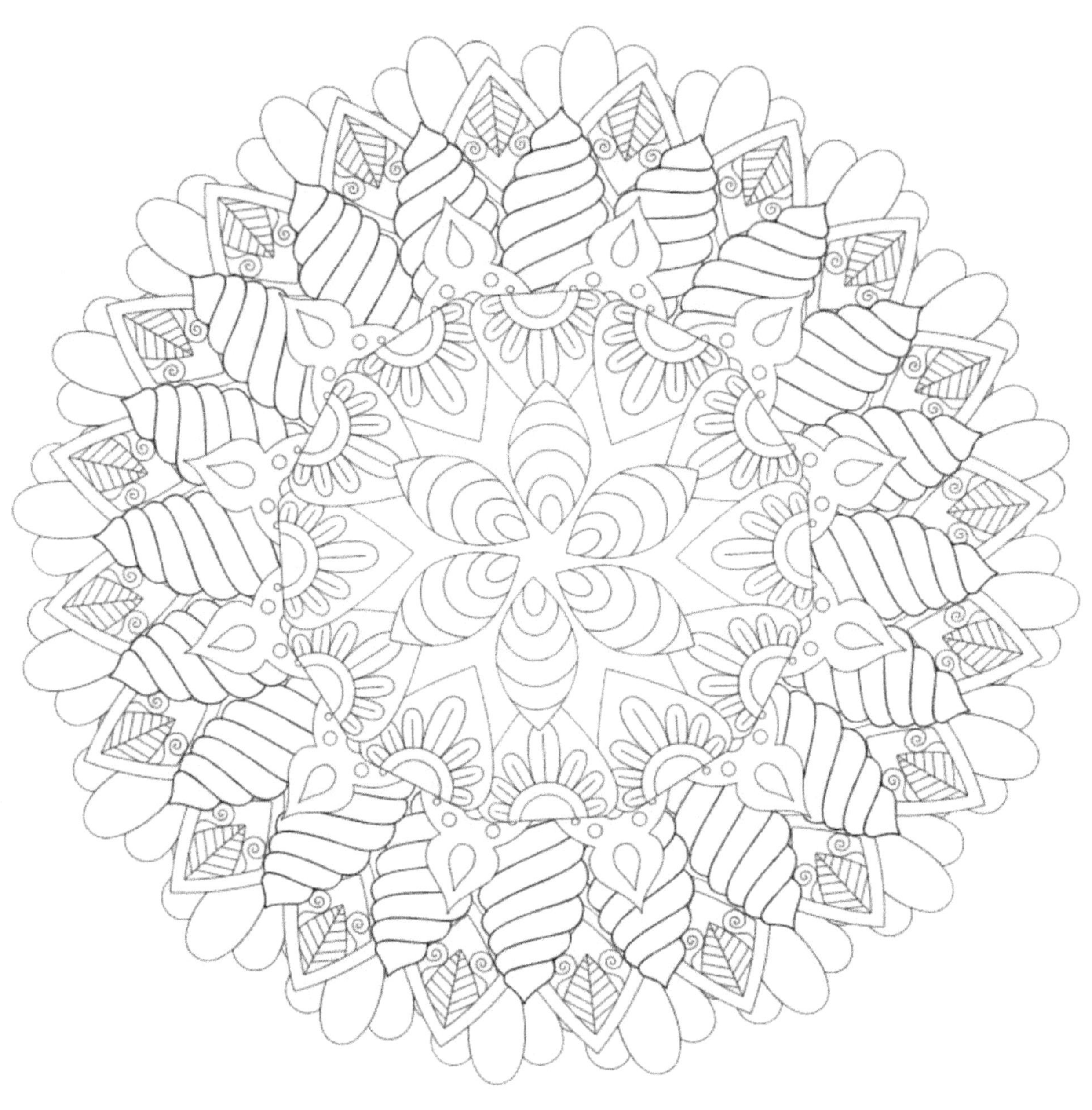

De un árbol marchito florece una flor.

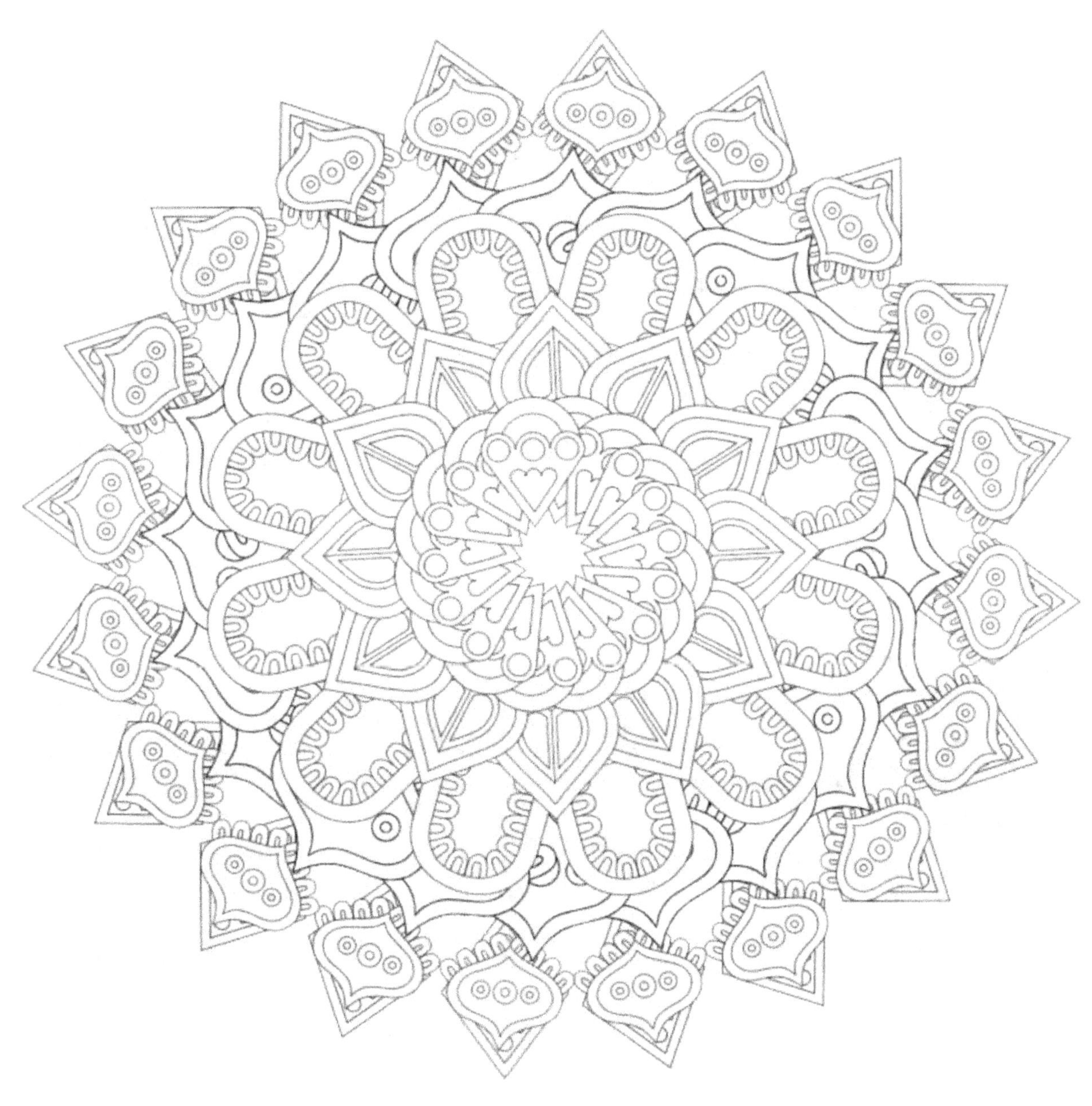

Una jarra se llena poco a poco, gota a gota, como un hombre
sabio se llena gradualmente con el bien.

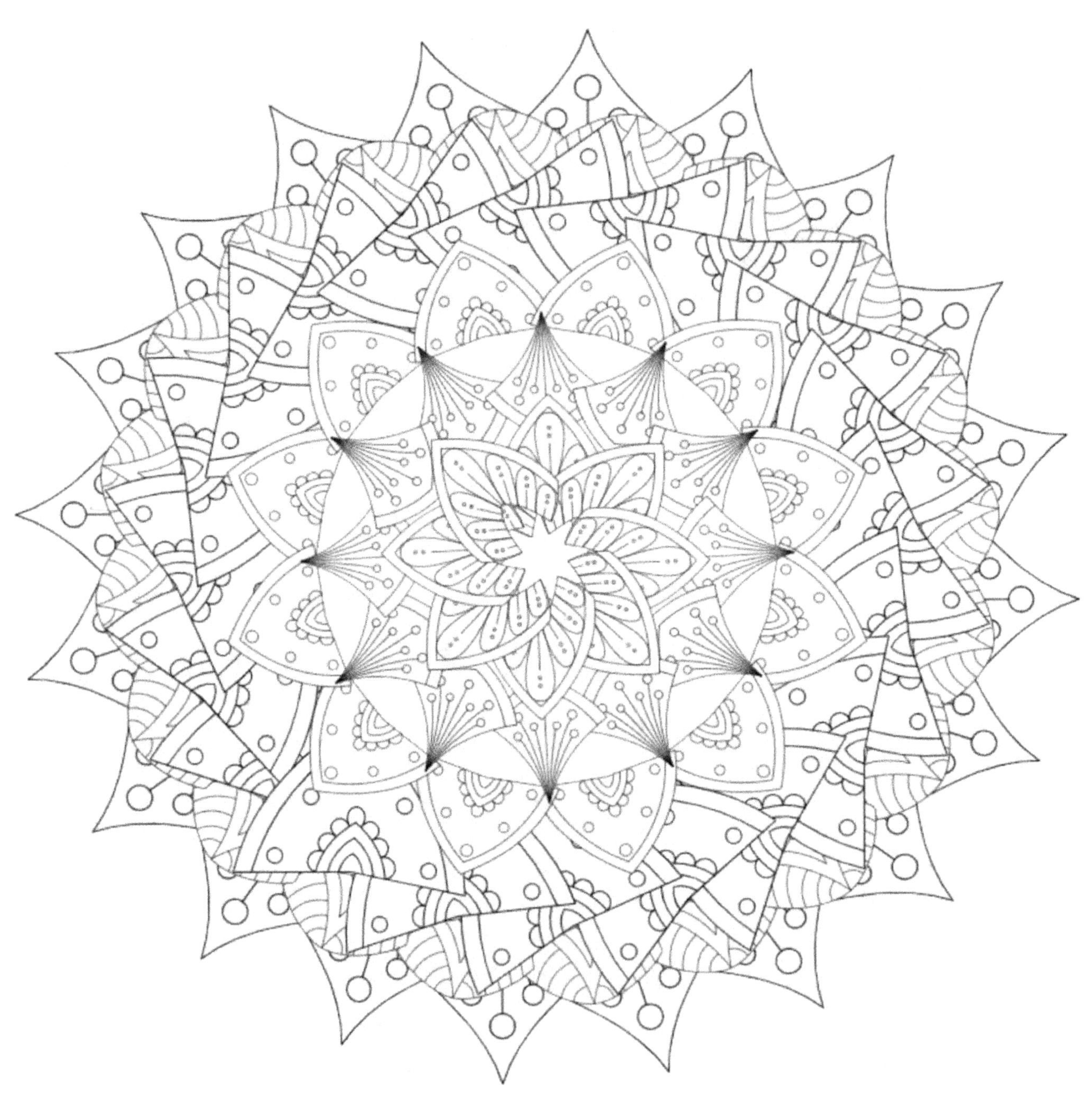

El bosque es un organismo peculiar de bondad y benevolencia ilimitadas que no exige su sustento y es generoso con todo lo que su vitalidad produce, ofreciendo sombra incluso al halcón que la destruye.

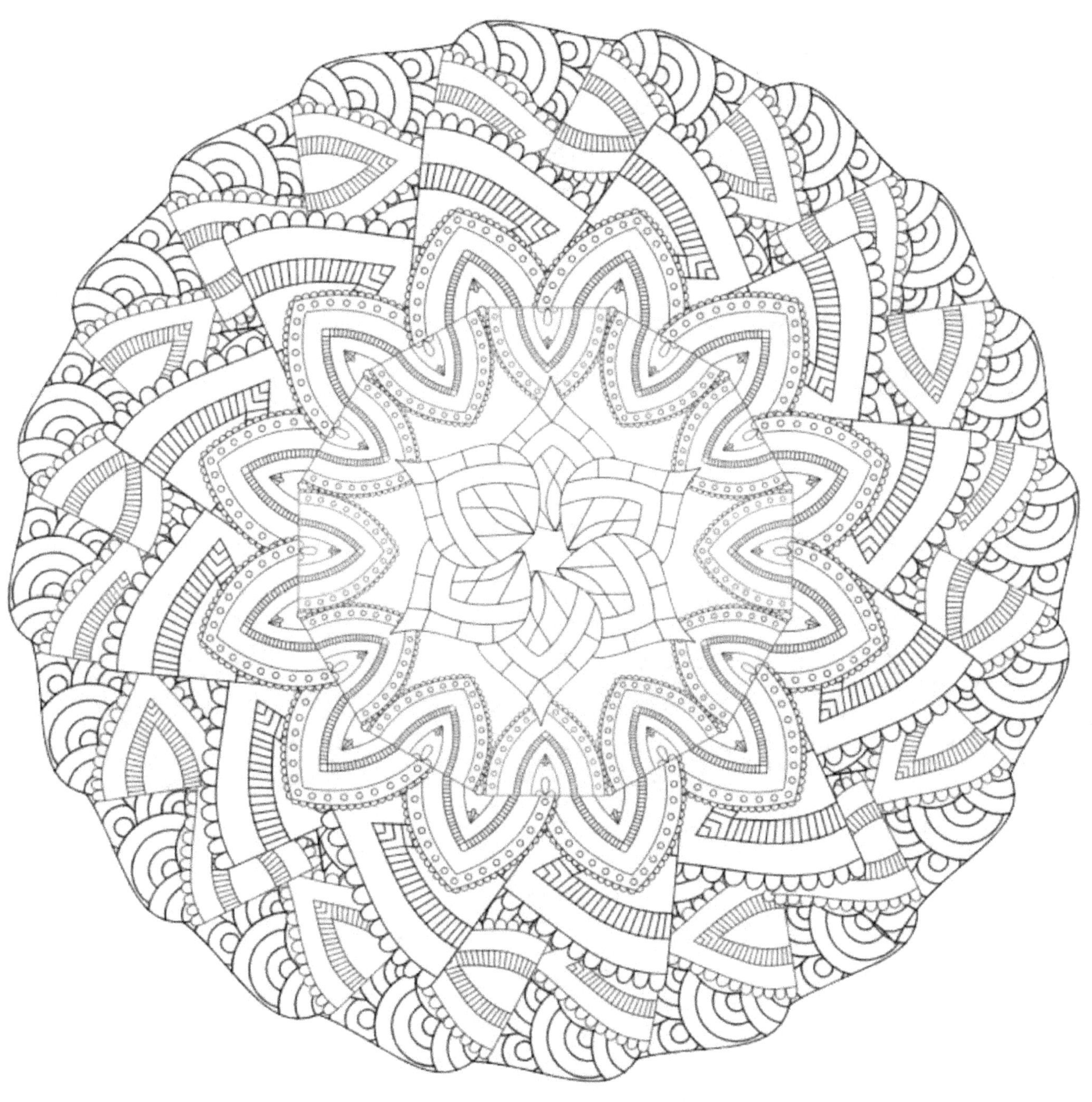

El odio no cesa mediante el odio sino sólo mediante el amor, esta es la regla eterna.

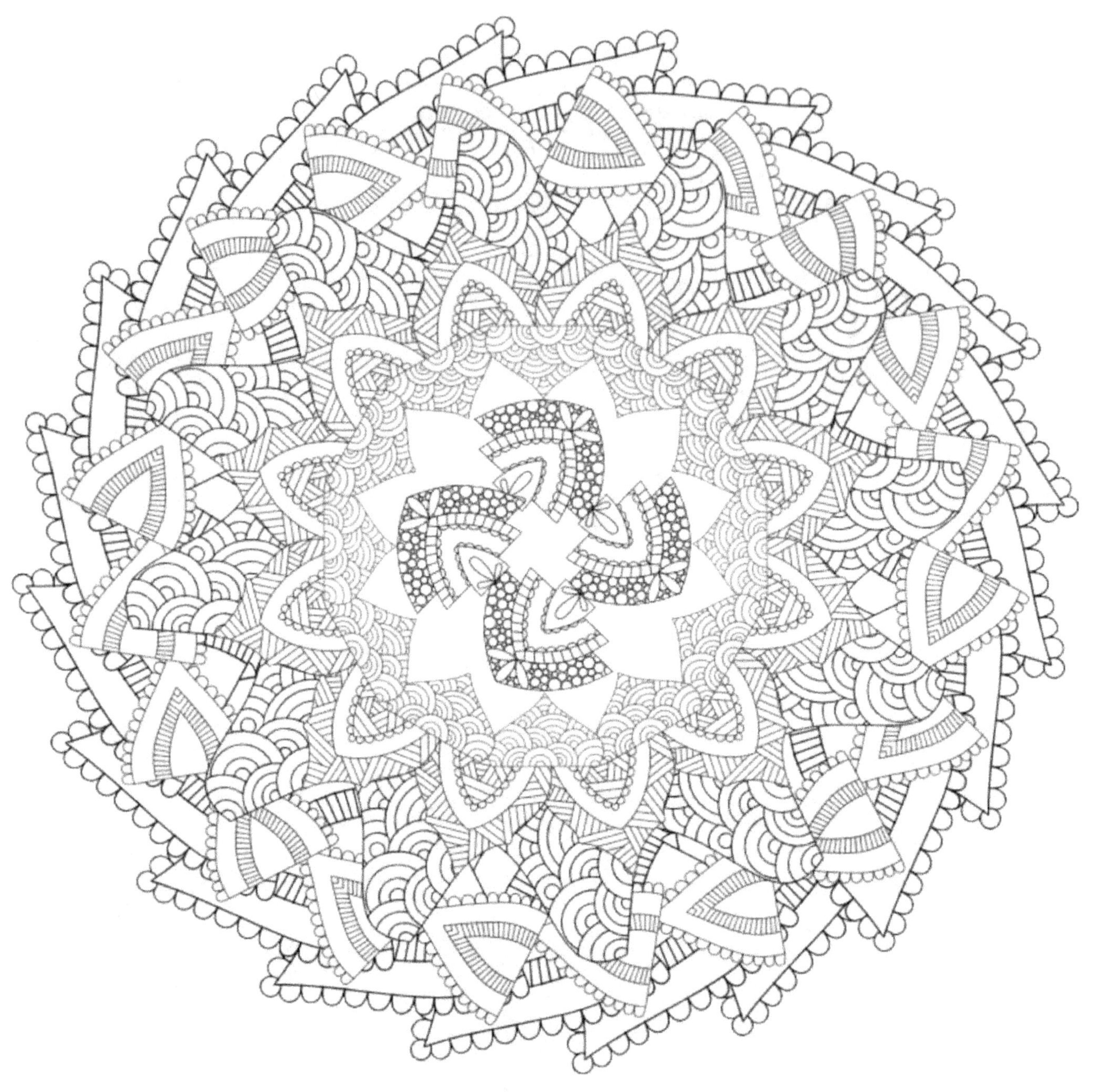

*Si pudiéramos ver el milagro de una sola flor claramente
nuestra vida entera cambiaría.*

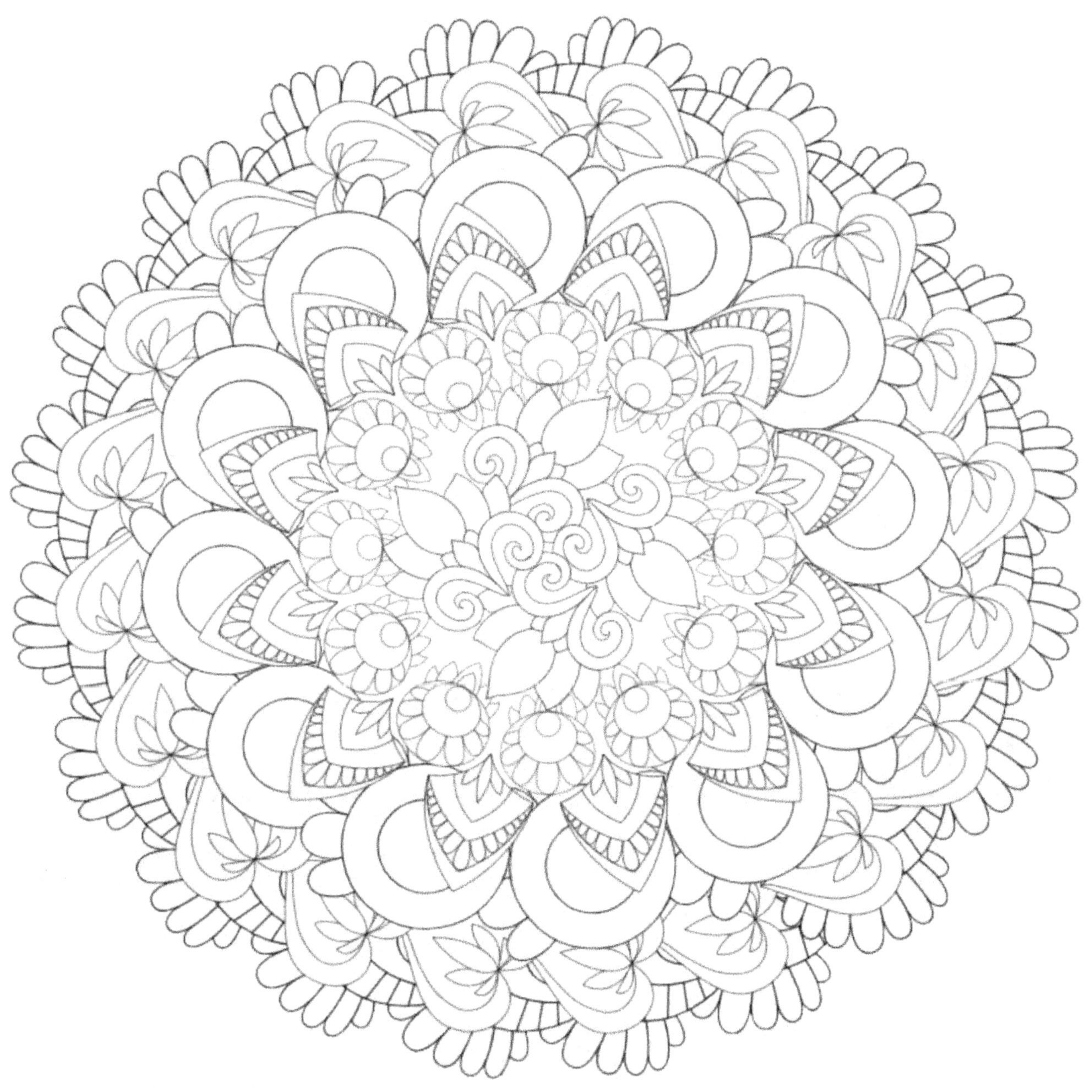

Un hombre que viajaba a través de un campo se encontró con un tigre. Y huyó mientras el tigre lo perseguía. Al llegar a un precipicio, se agarró de la raíz de una liana y saltó al otro lado. El tigre lo olfateaba desde arriba. Temblando, el hombre miraba hacia abajo, donde otro tigre lo esperaba para devorarlo. Solo la liana lo sostenía. Dos ratones, uno blanco y otro negro, poco a poco, empezaron a roer la liana. El hombre vio una linda fresa cerca. Agarrándose bien de la liana con una mano, con la otra cogió la fresa. ¡Qué sabrosa estaba!

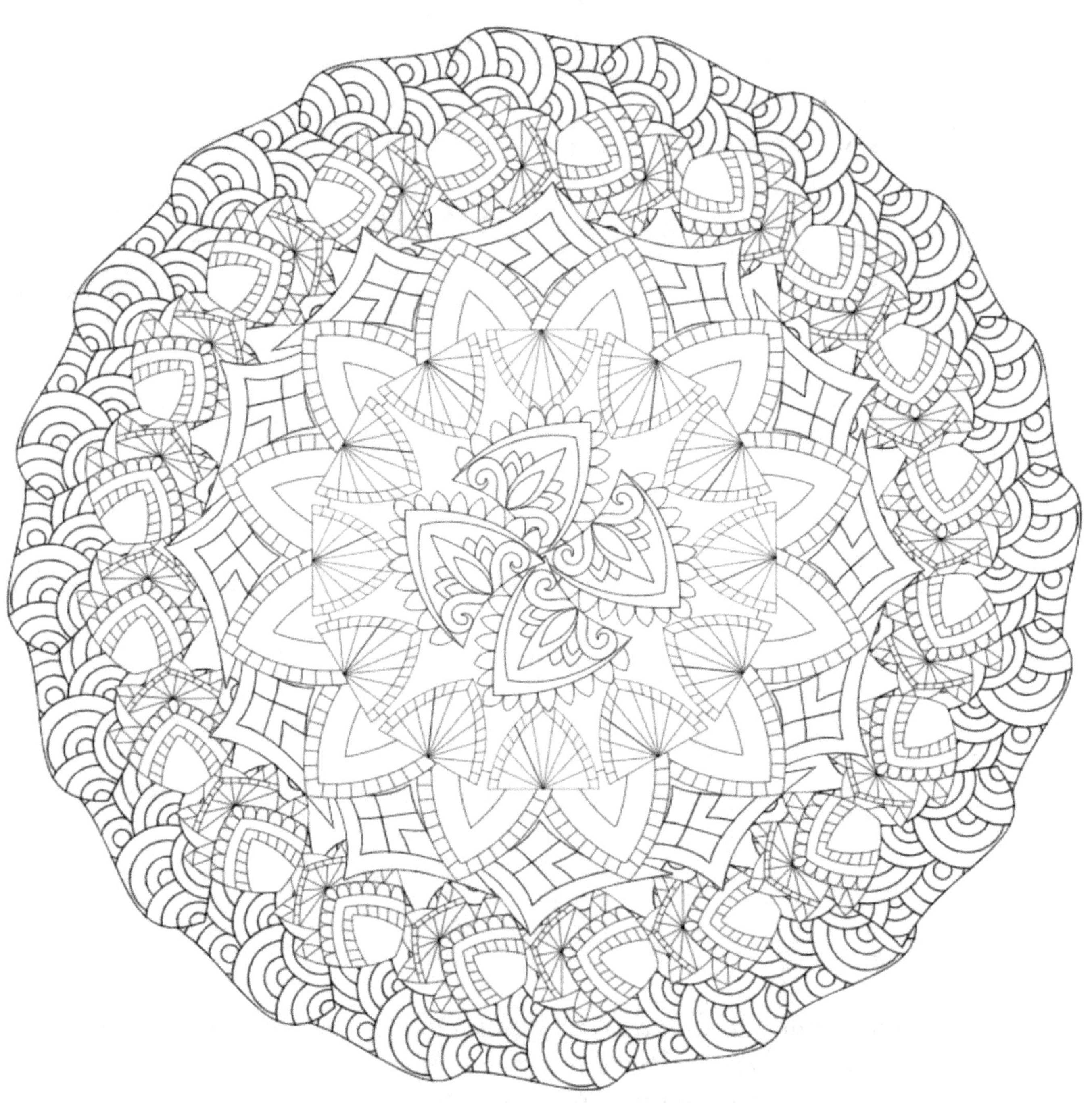

*La felicidad no depende de lo que tienes o de quién eres,
sino que depende únicamente de lo que piensas.*

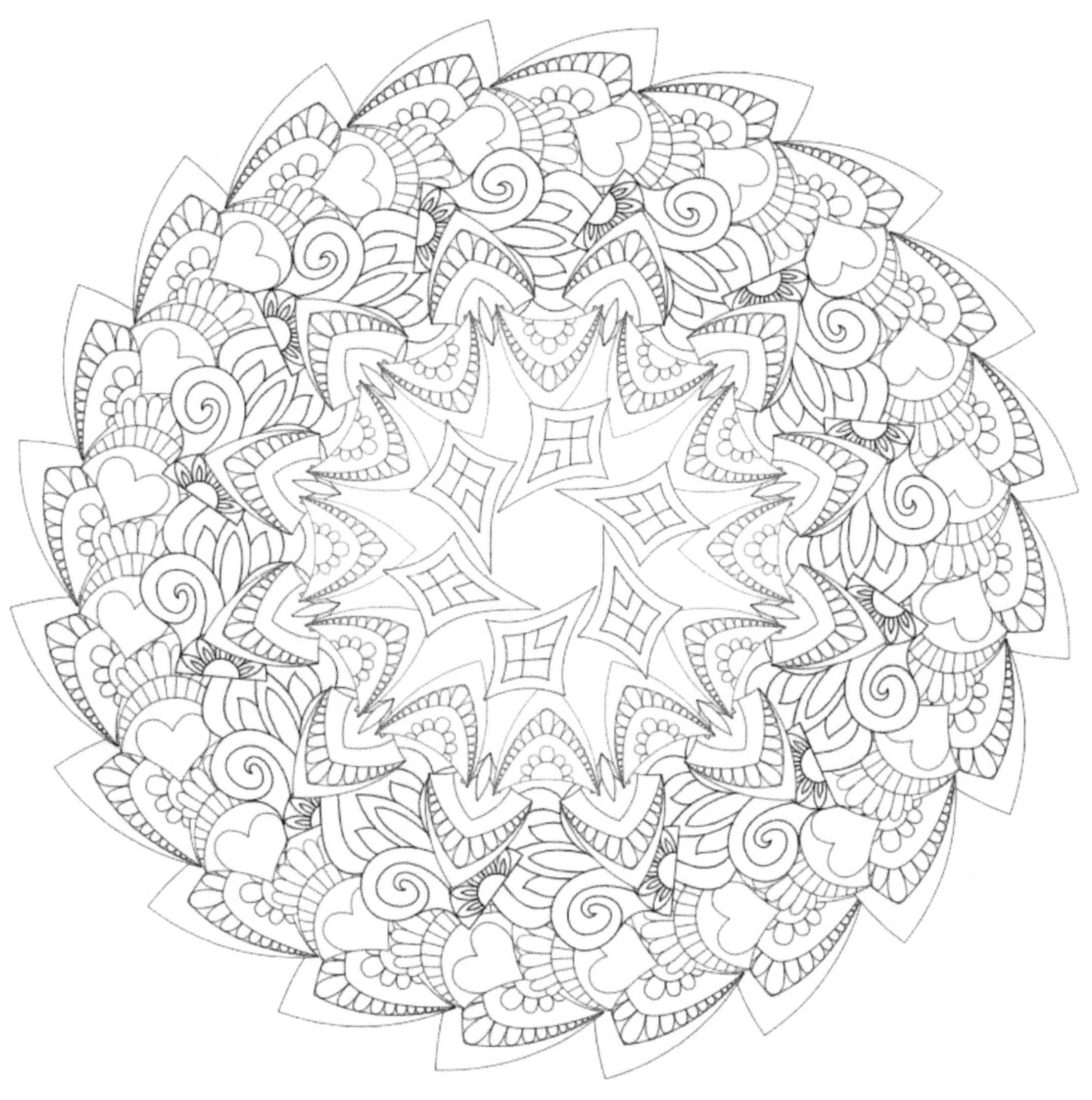

Si no atendemos a otros cuando necesitan ayuda, ¿quién nos cuidará?

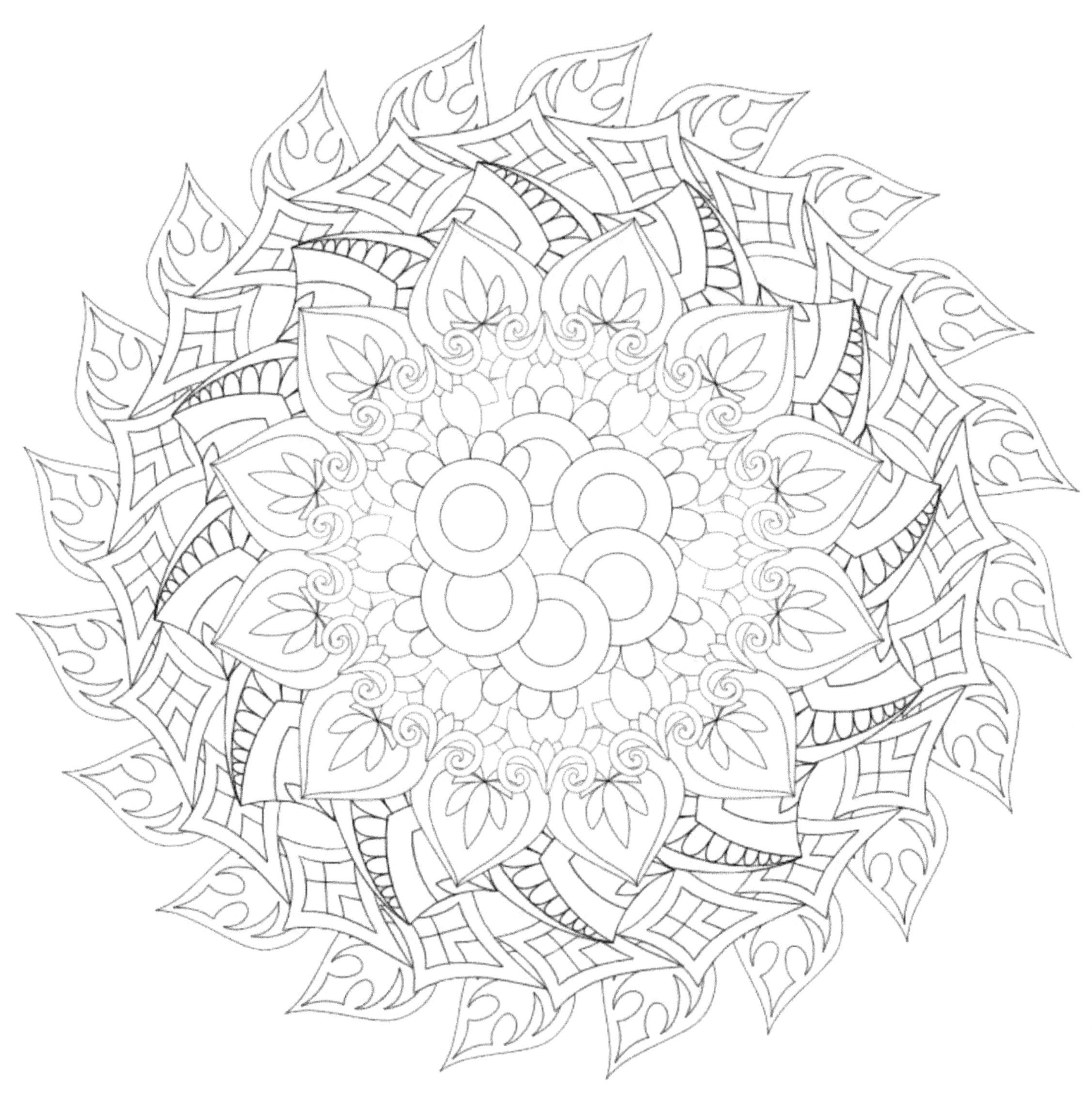

Nadie te castigará por tu enojo, tu enojo se encargará de castigarte

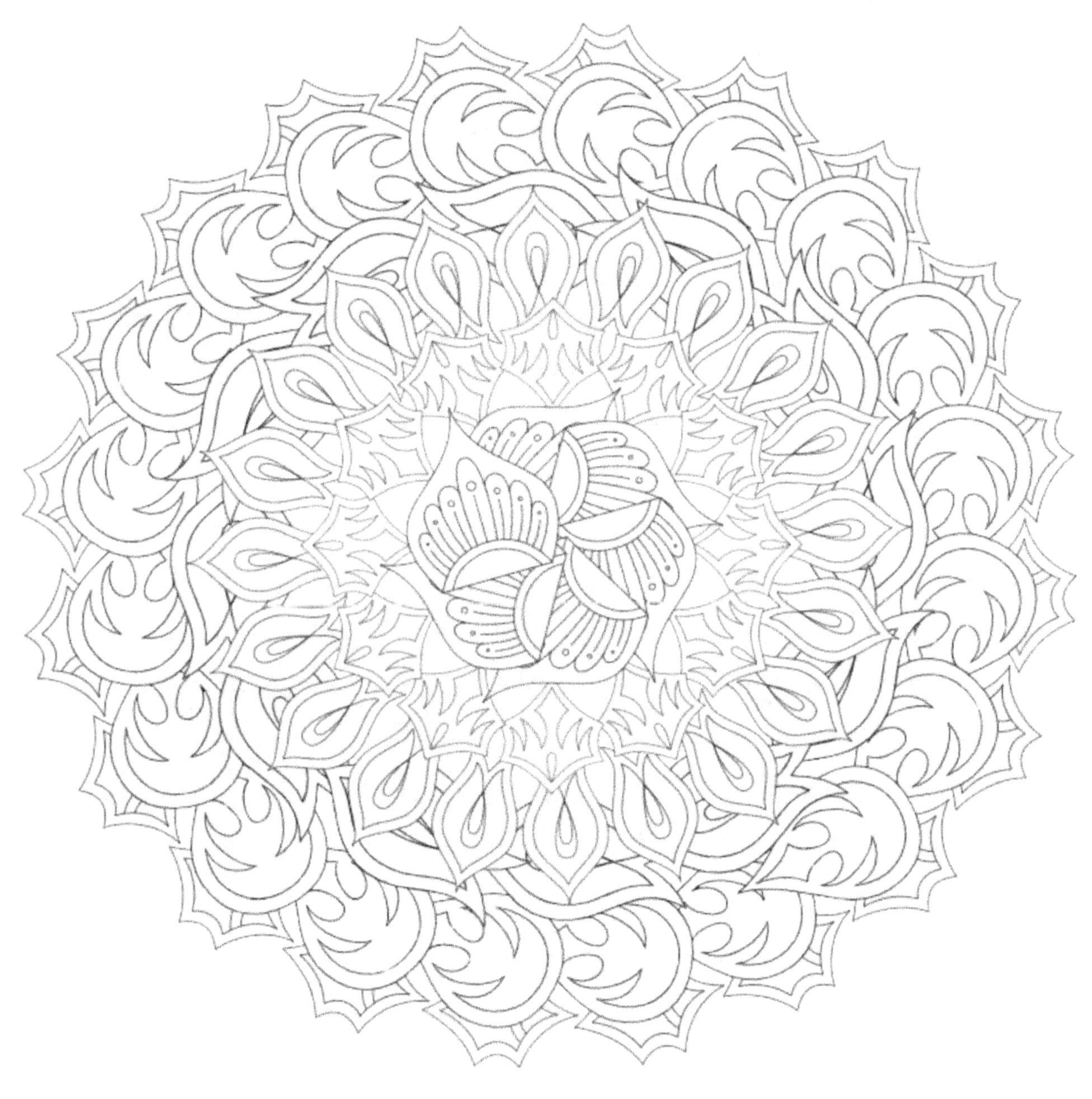

Al final, solo tres cosas importan: cuánto amaste, cuán amablemente viviste, y cómo graciosamente dejaste ir las cosas que no eran importantes para ti.

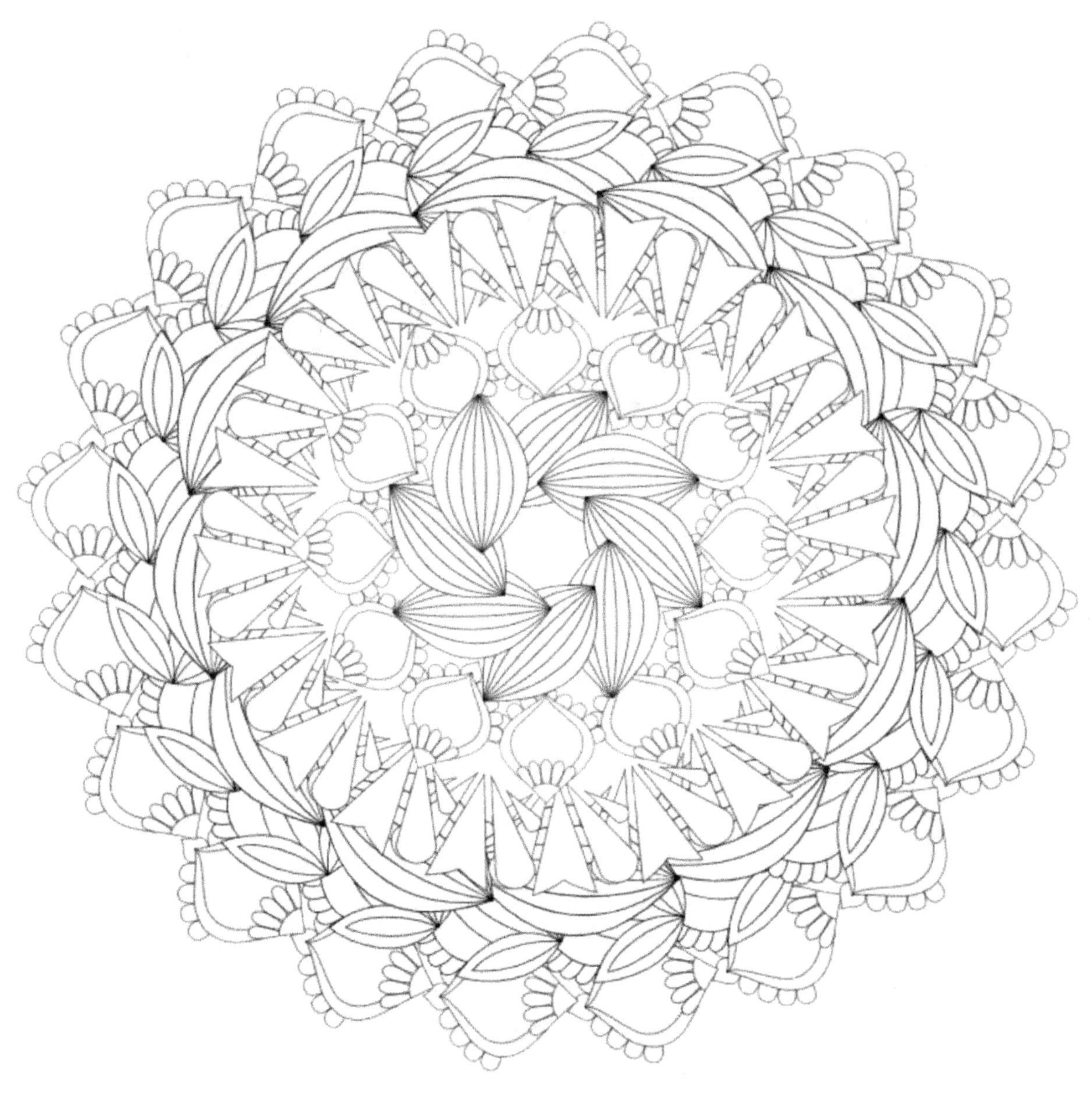

Tu peor enemigo no puede hacerte daño tanto como tus propios pensamientos sin vigilancia.

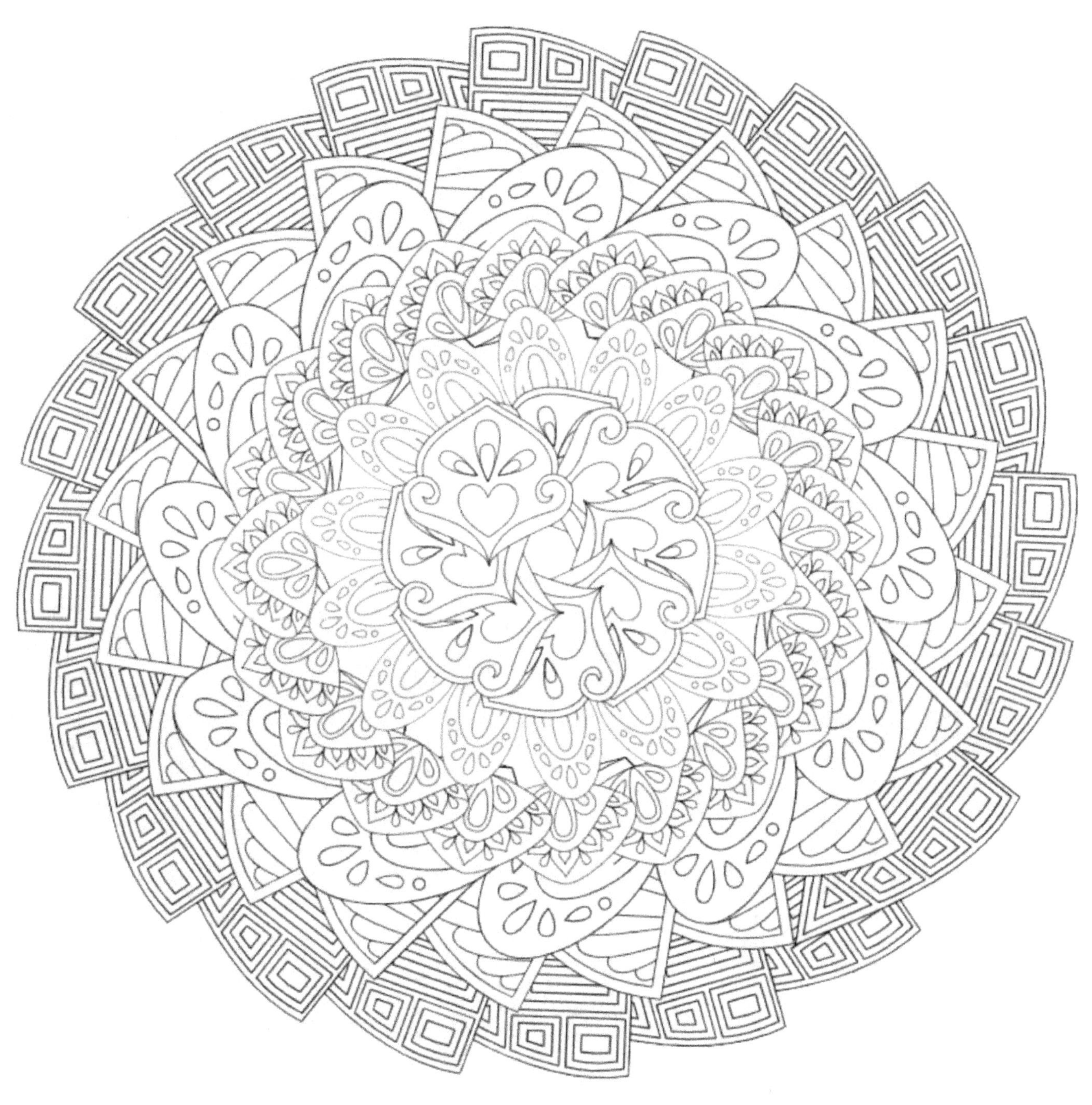

Cada mañana nacemos de nuevo. Lo que hacemos hoy es lo que más importa.

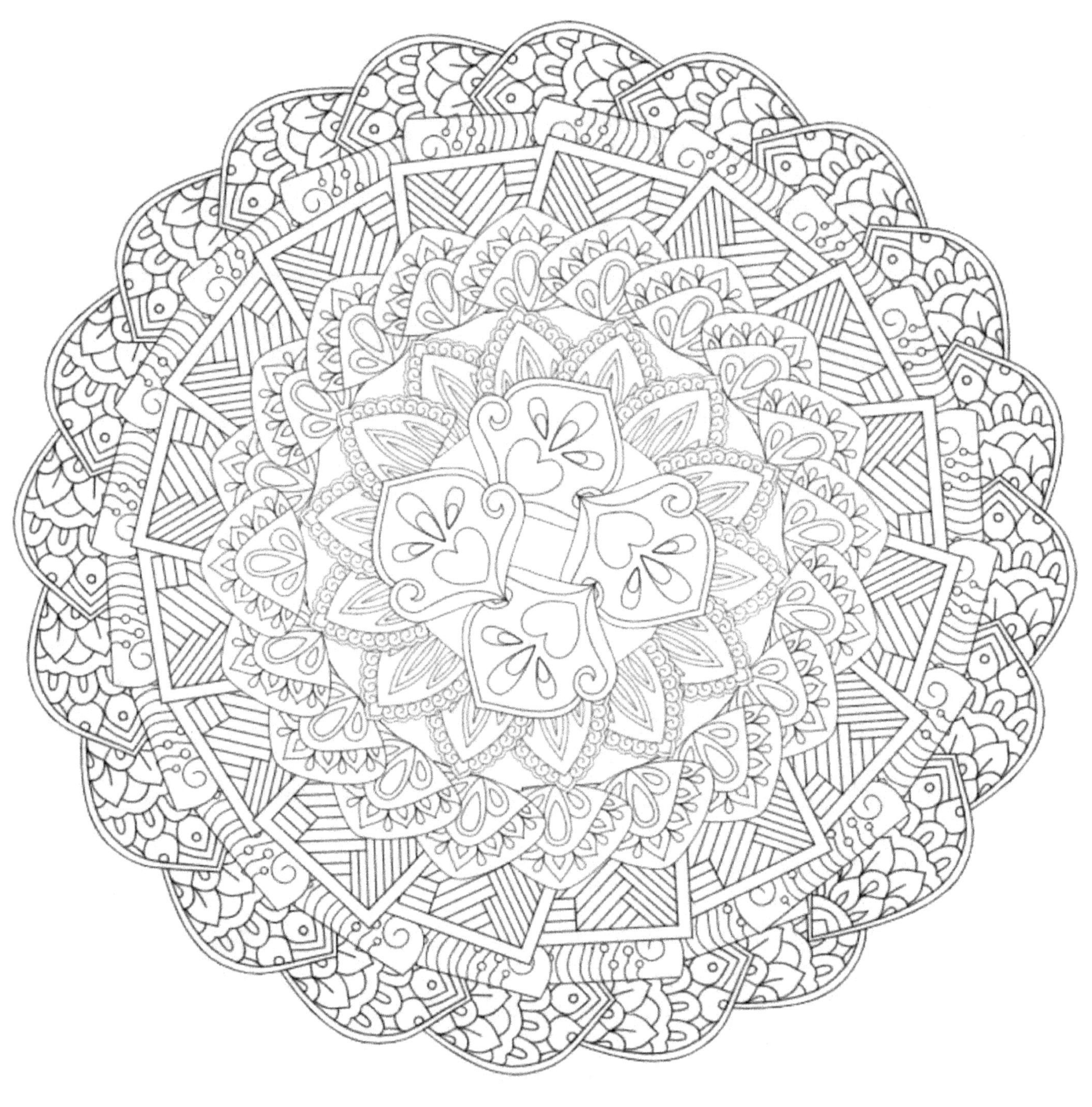

*Cuando te das cuenta de lo perfecto que es todo, inclinarás
la cabeza hacia atrás y reirás al cielo.*

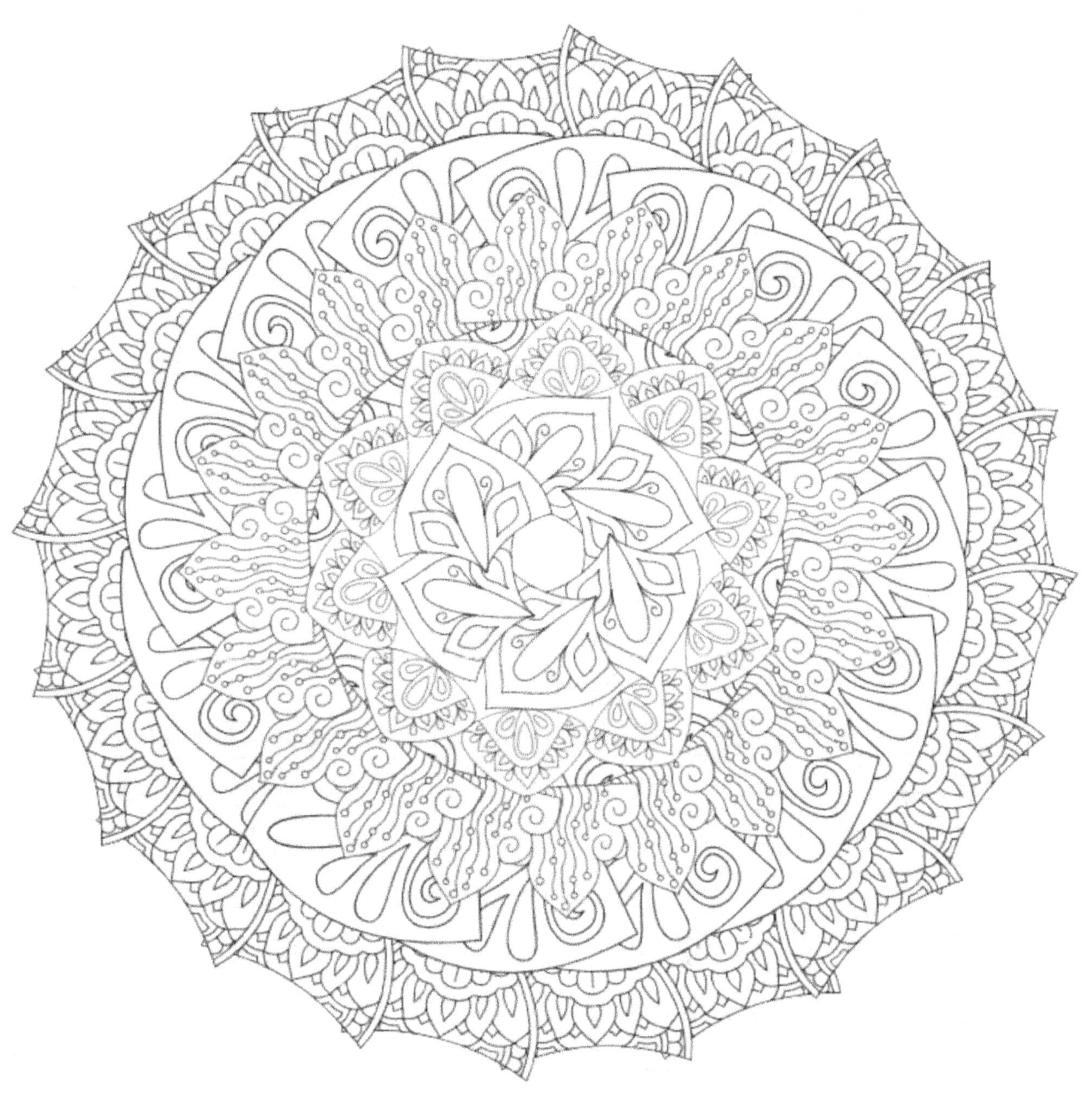

A un hombre no se le llama sabio porque habla y habla
de nuevo; Pero si es pacífico, cariñoso y valiente,
entonces él es en verdad llamado sabio.

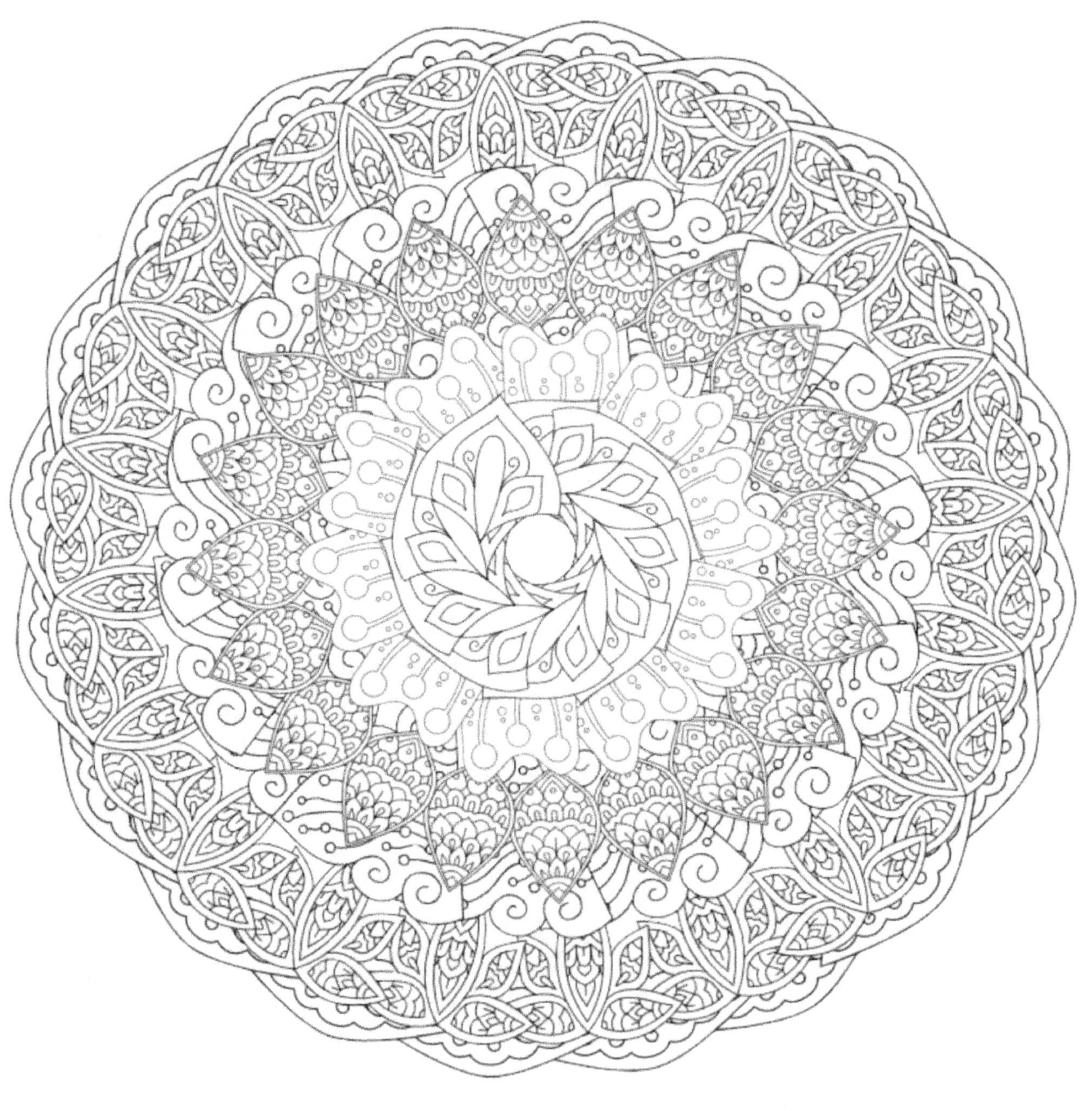

La pureza o impureza depende de uno mismo, nadie puede purificar a otro.

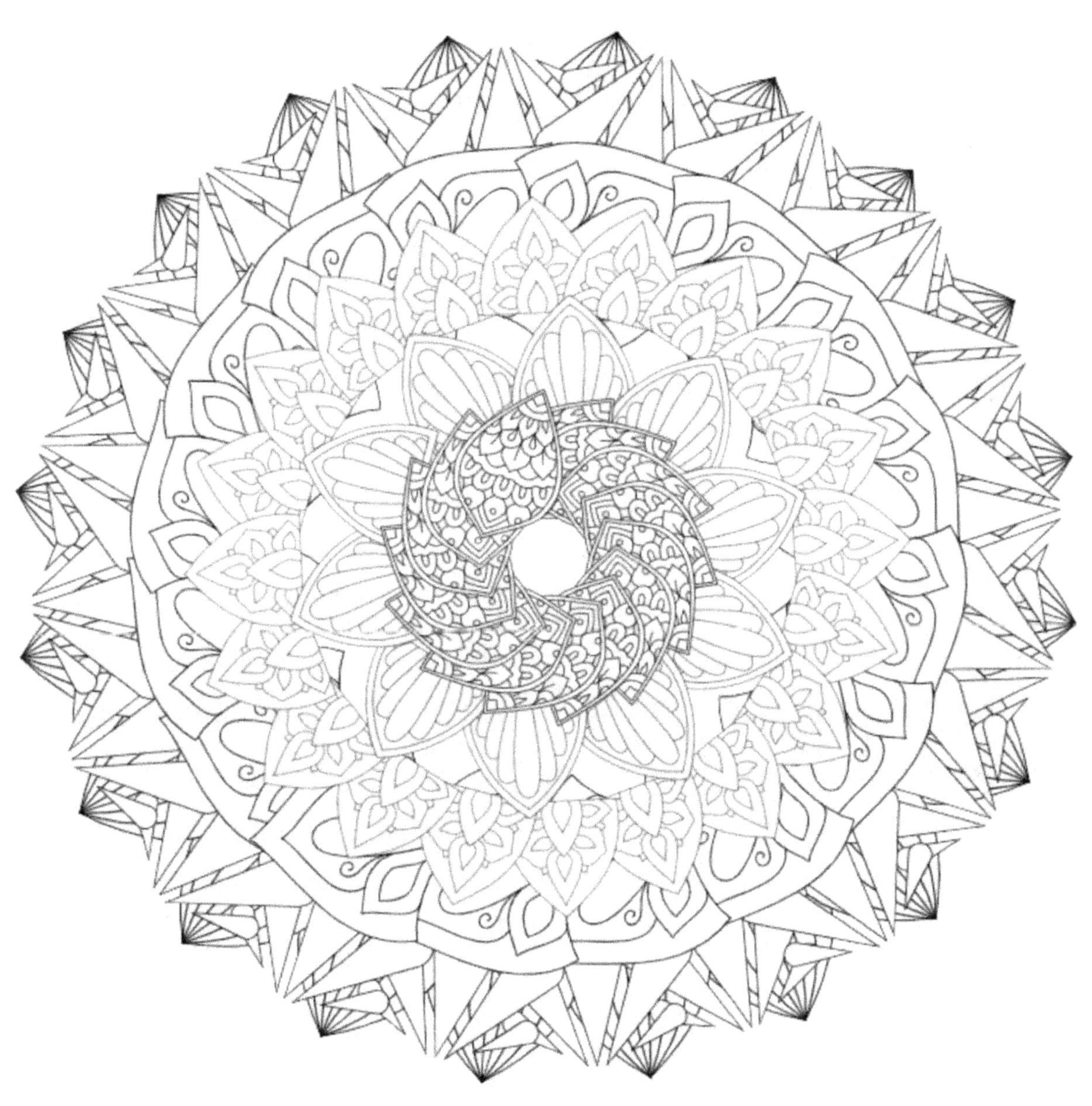

Un amigo insincero y malvado es más temible que una bestia salvaje; una bestia salvaje puede herir tu cuerpo, pero un mal amigo herirá tu mente.

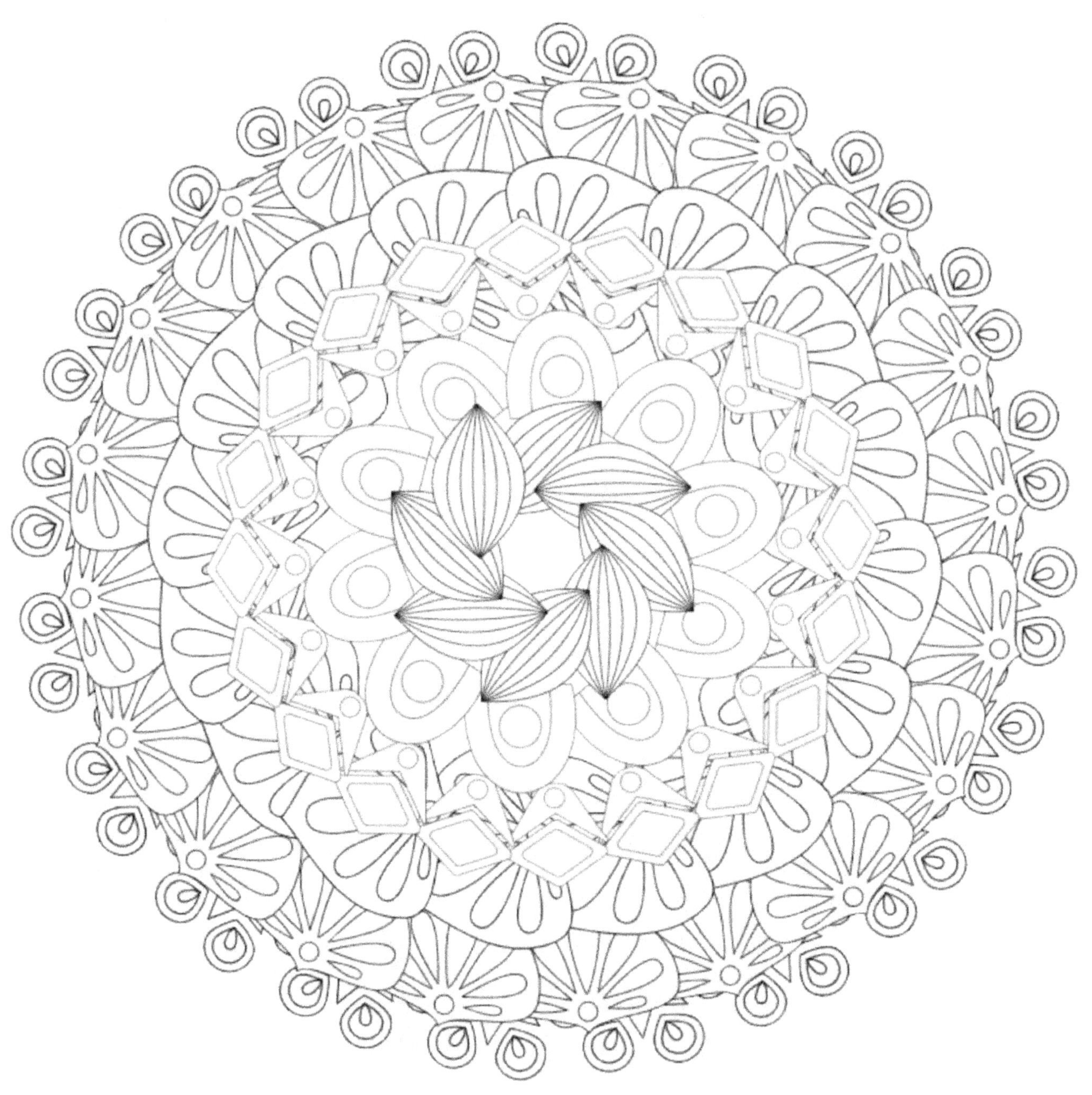

La lengua es como un cuchillo afilado, mata sin sacar sangre.

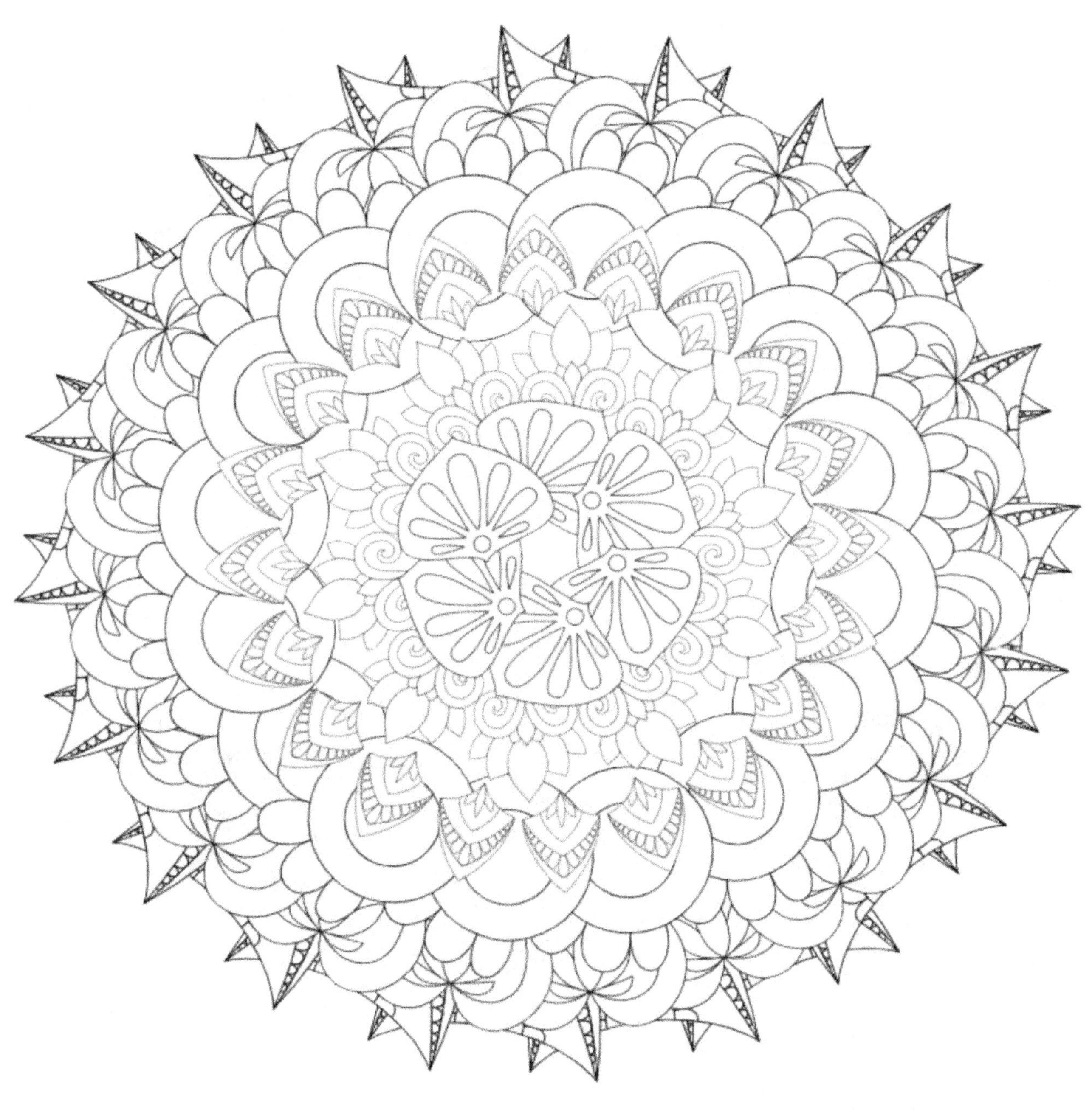

En cualquier batalla pierden vencedores y vencidos.

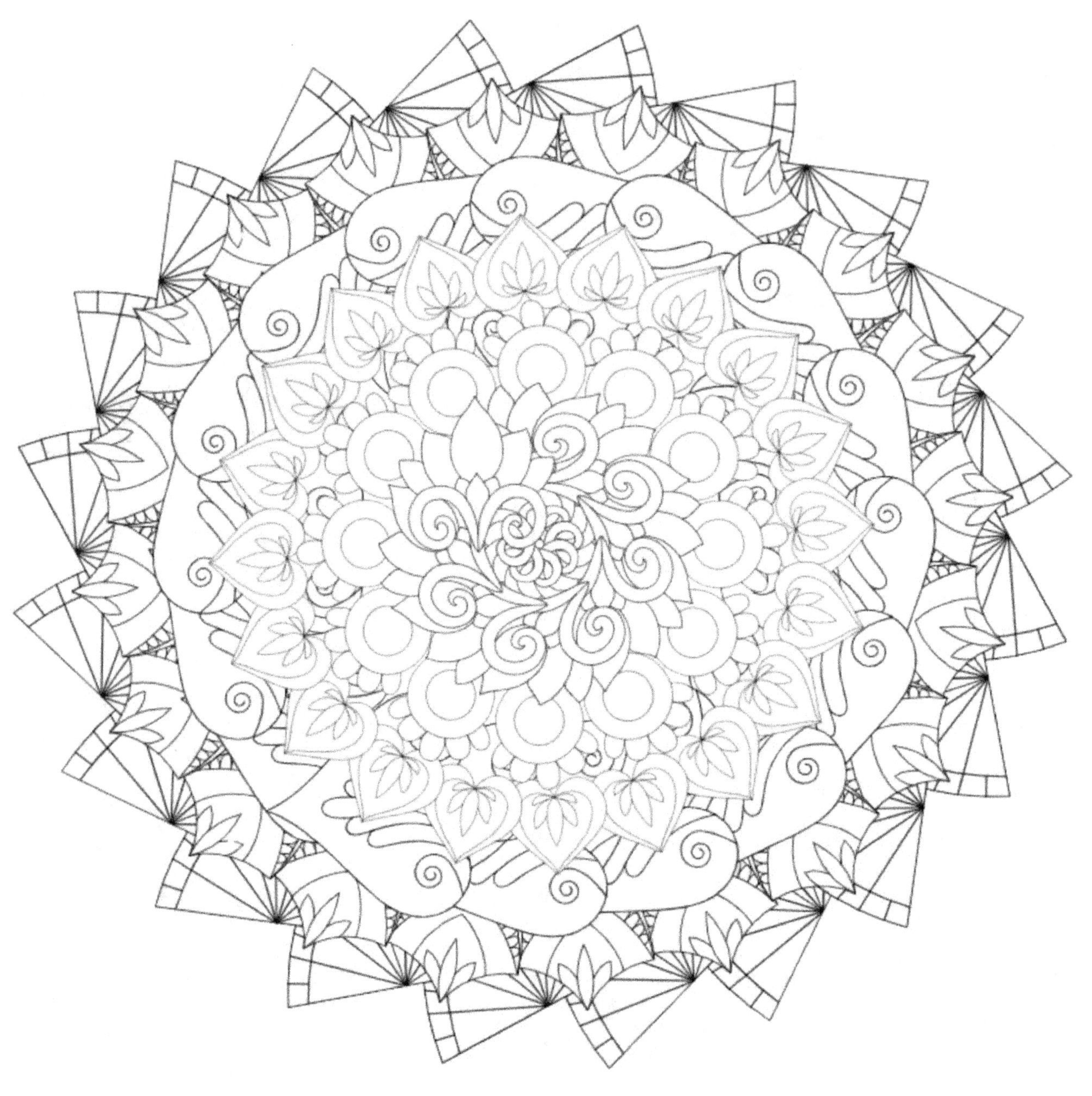

A un loco se le conoce por sus actos, a un sabio también.

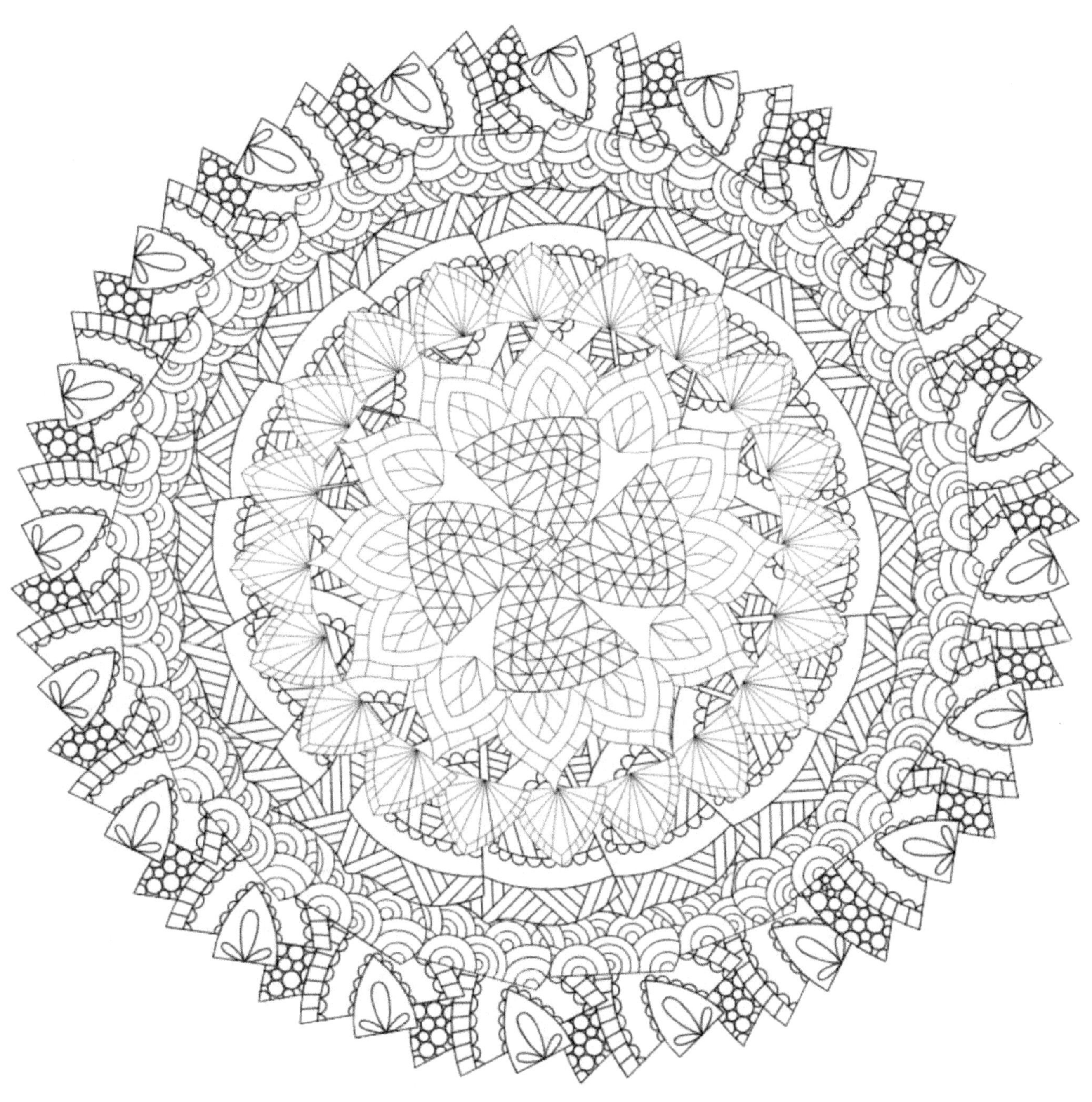

Tú te mereces tu cariño y afecto.

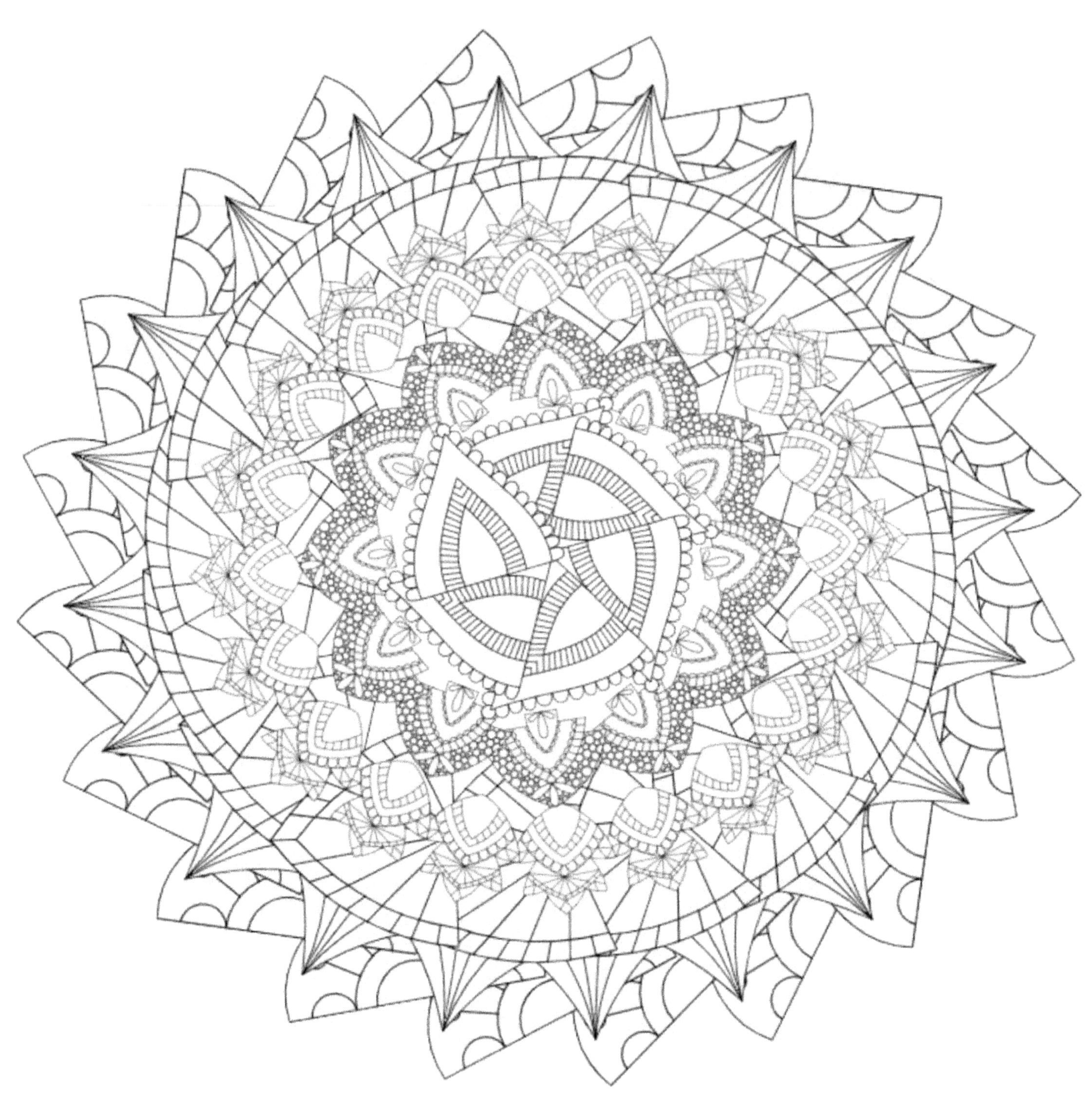

Da, así no tengas nada para dar.

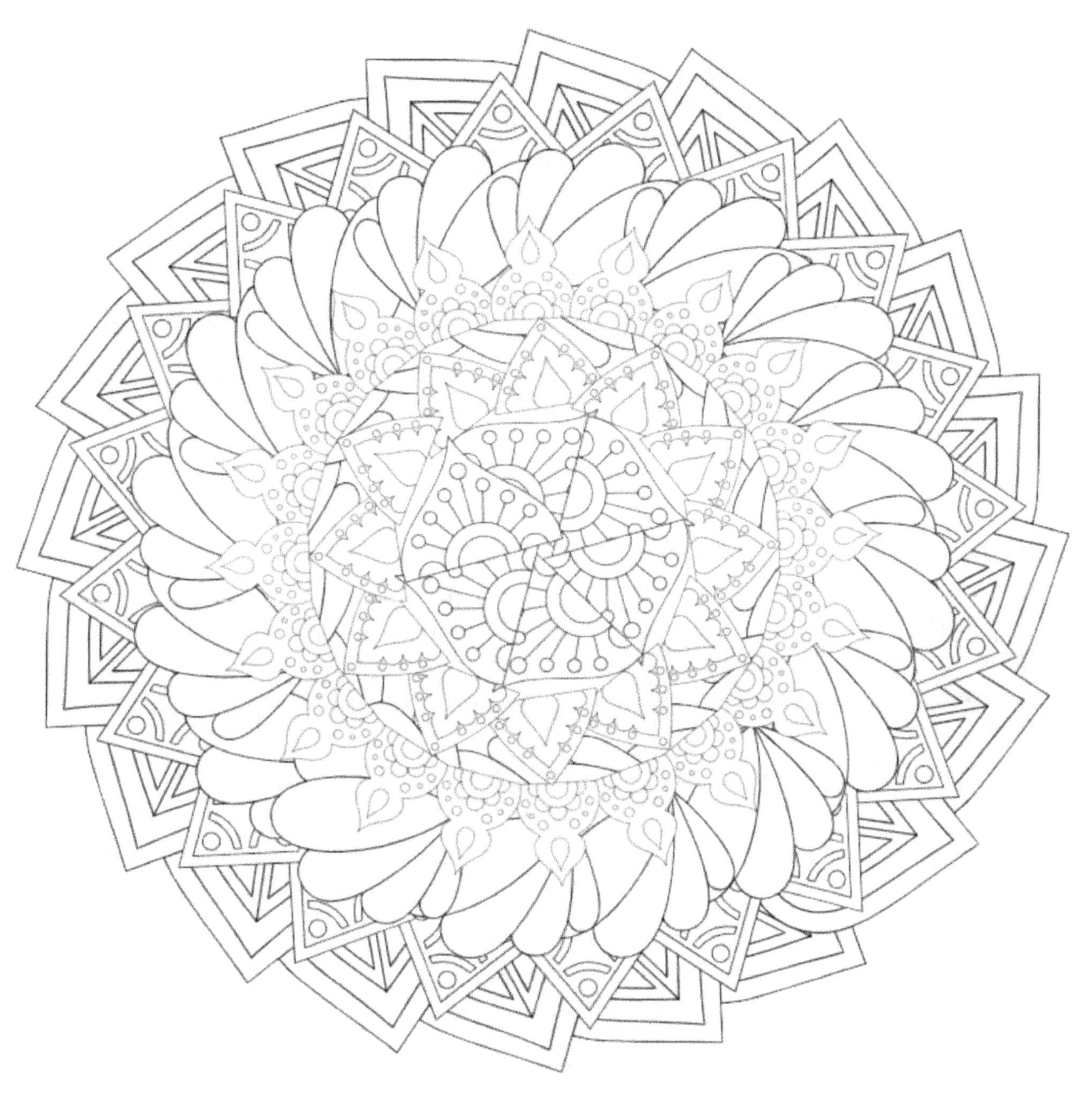

A los que no aprecian lo que tienen, nunca les llegará la felicidad.

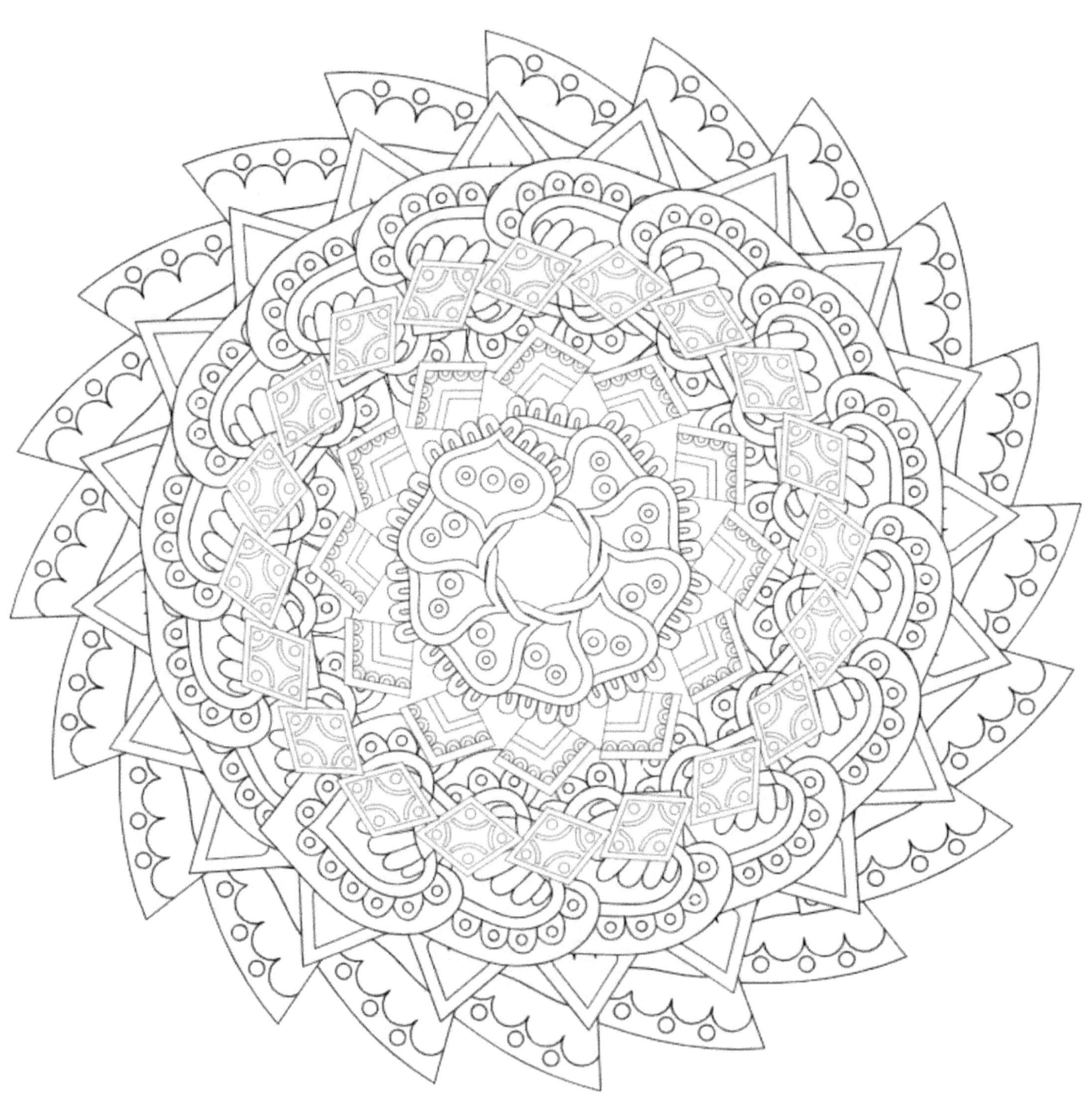

El interior y el exterior son uno, cuida ambos.

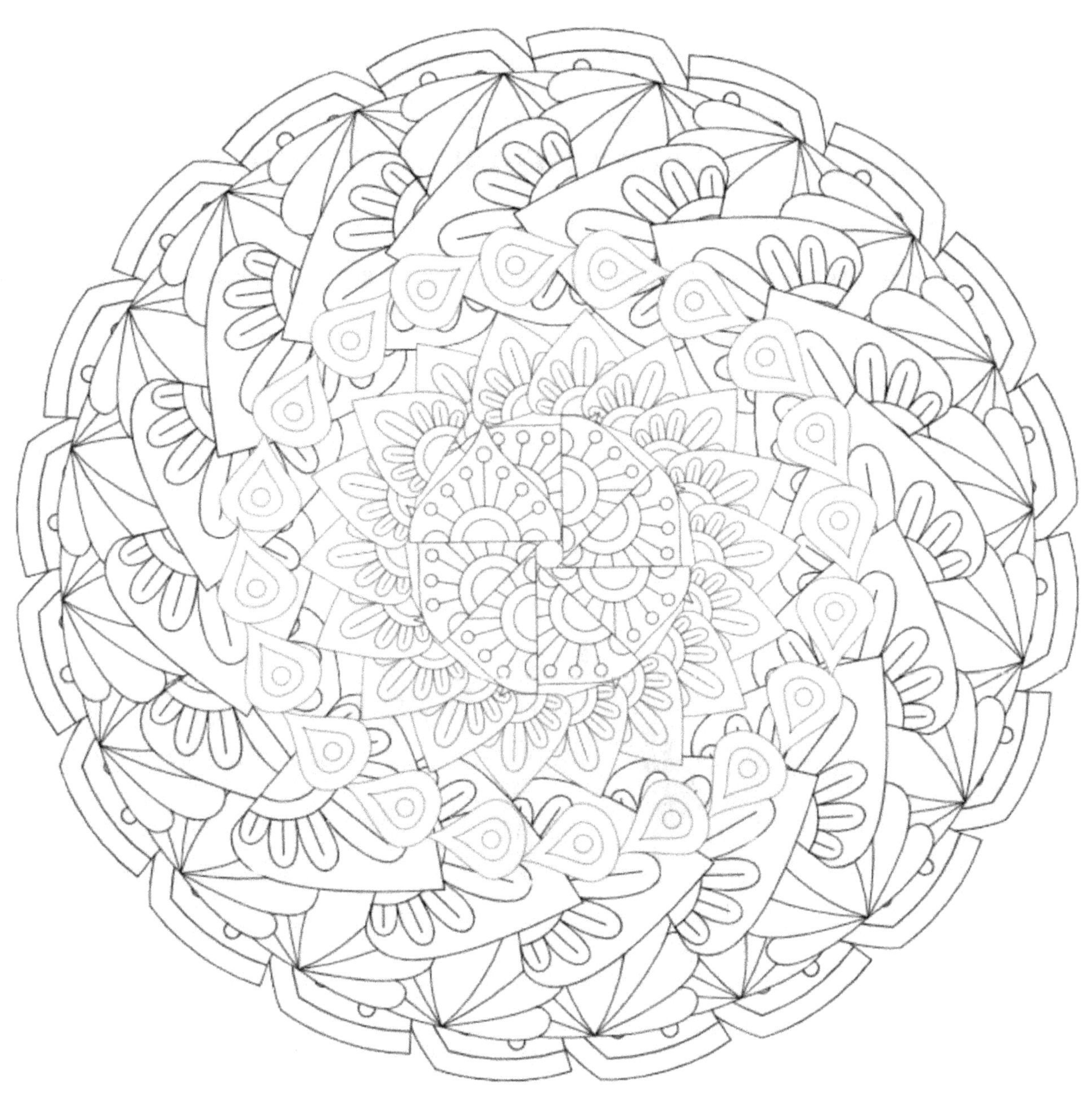

Vives la mayor parte de tu vida dentro de tu cabeza,
asegúrate de que sea un buen lugar para estar.

Crea tu propio mandala

A diferencia de otros libros, lo que te propongo aquí es un regalo. Al principio del libro, había propuesto 100 mandalas, pero solo hay 99, eso es porque este último serás tú el que lo realice con unas simples instrucciones. Aquí vamos.

¿Cómo dibujar un mandala?

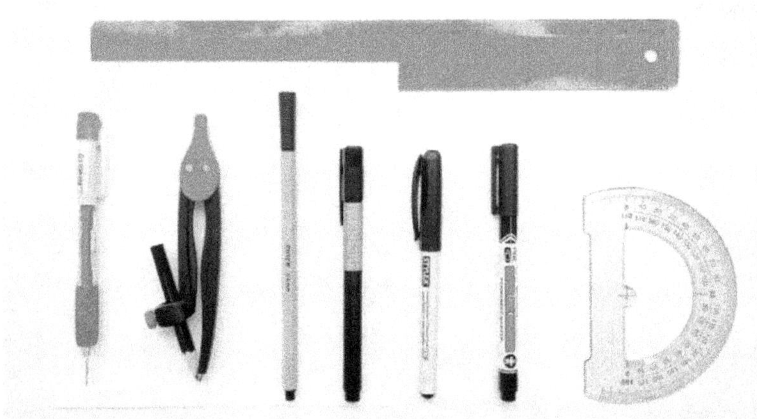

Para empezar a dibujar tu mandala lo primero que necesitas son marcadores negros, lápices, un compás y un transportador (semicírculo).

Luego, en una hoja cuadriculada o previamente rayada, puedes empezar dibujando patrones que te servirán para los diferentes diseños de tu mandala.

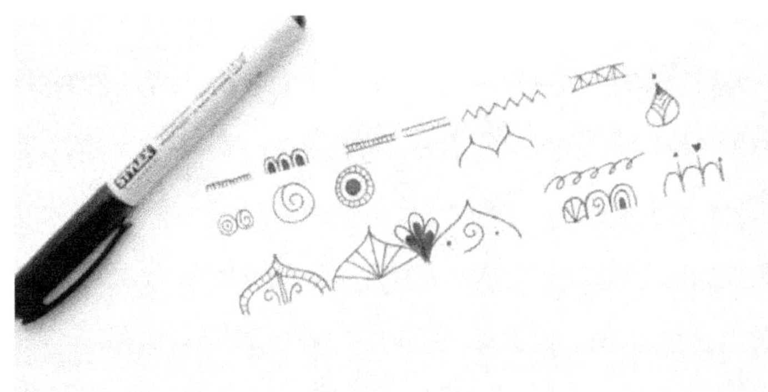

A continuación, con la ayuda de una regla, traza las diagonales y las líneas paralelas a los lados del papel, y varios círculos concéntricos con la ayuda de un compás.

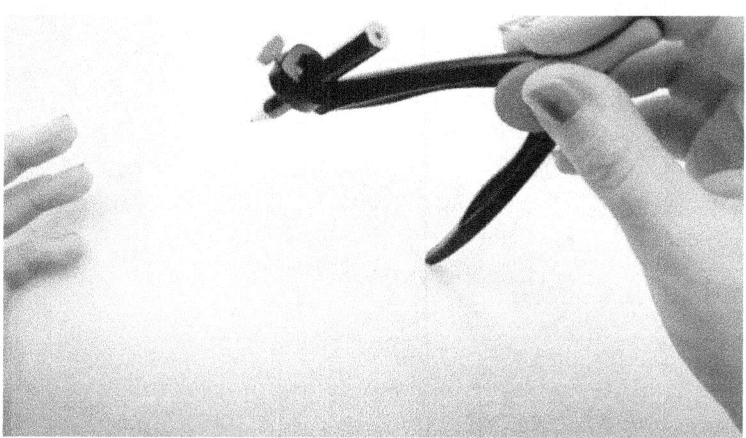

Después, con la ayuda de un transportador, puedes trazar más puntos por donde trazarás rectas, cuidando de que sean iguales en los cuatro cuadrantes. Esto se hace dividiendo 90 entre la cantidad de sectores que quieres que tengan los cuadrantes. Por ejemplo, si quiero que cada cuadrante (o cuarto de círculo) tenga 5 sectores, divido 90 entre 5, eso me va a dar 18. Se debe marcar cada 18 grados hasta que se completen los 5 sectores. Debes hacer esta operación en los cuatro cuadrantes. Luego, con la regla, trazar líneas desde el centro del círculo hasta el círculo más externo, pasando por los puntos encontrados con el transportador.

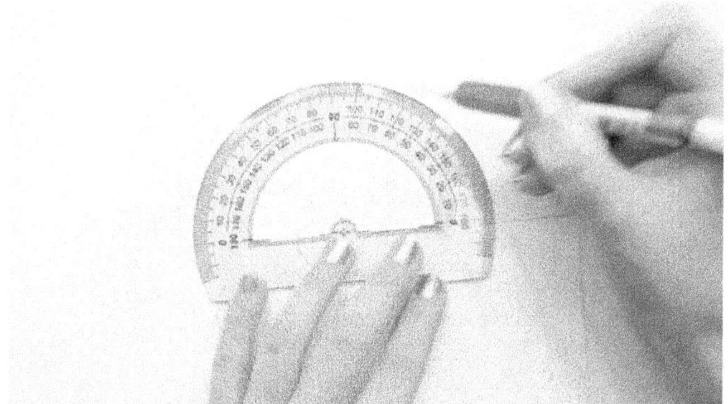

Puedes empezar contorneando las figuras que practicaste en cada uno de los sectores que se han formado.

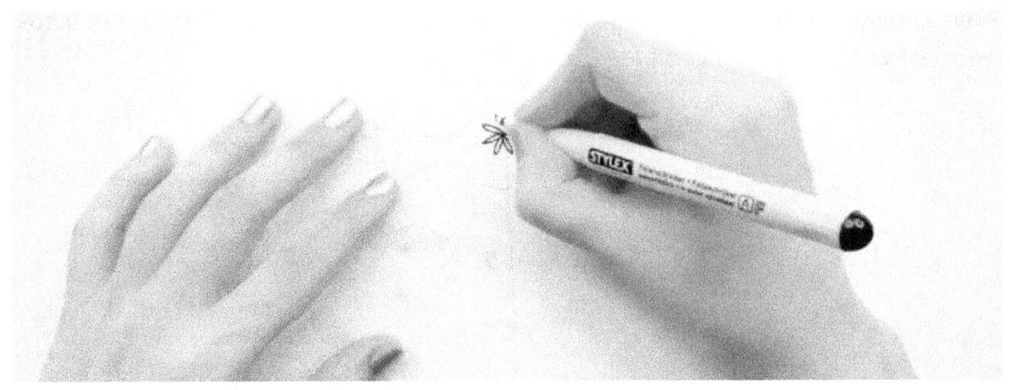

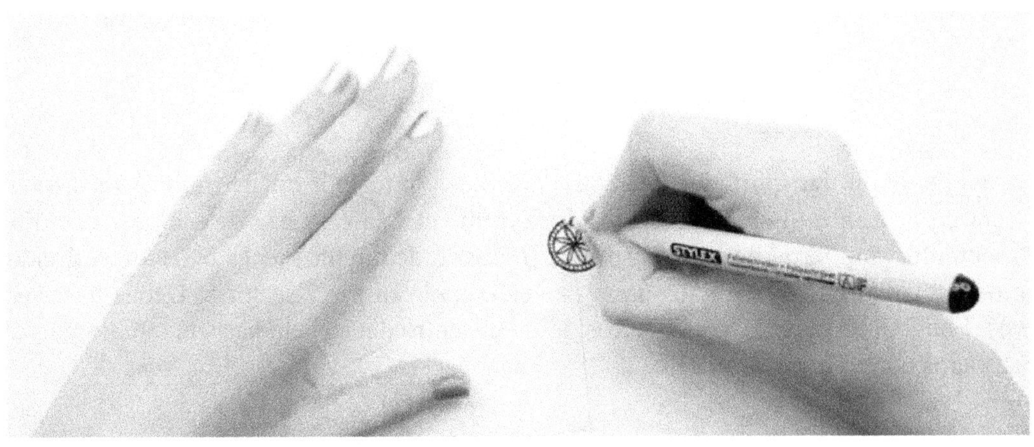

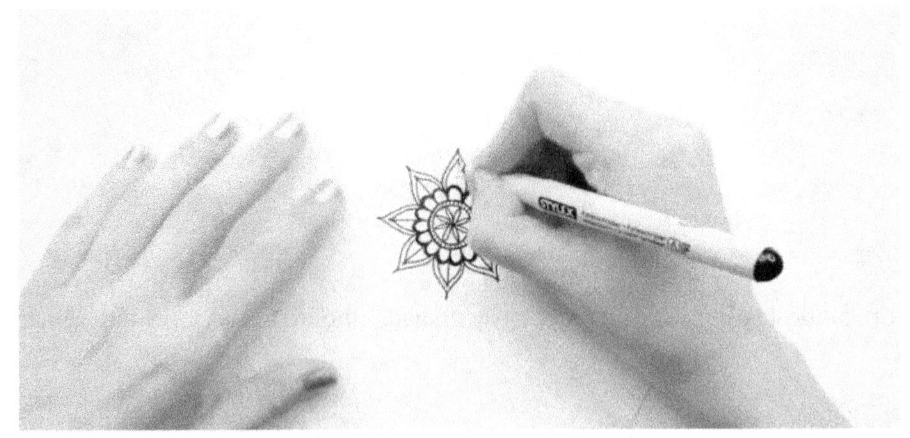

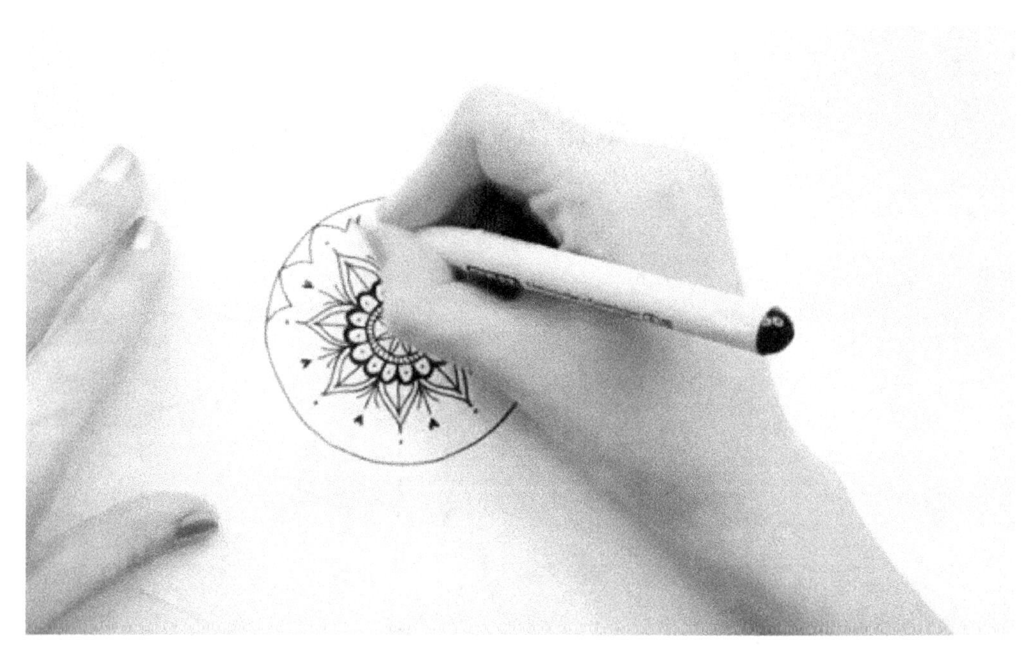

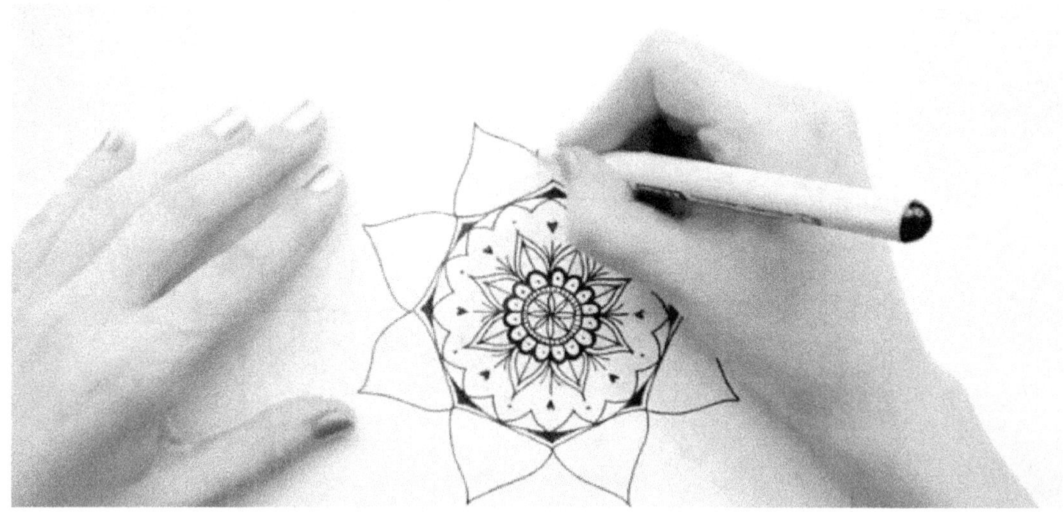

Mandala terminado

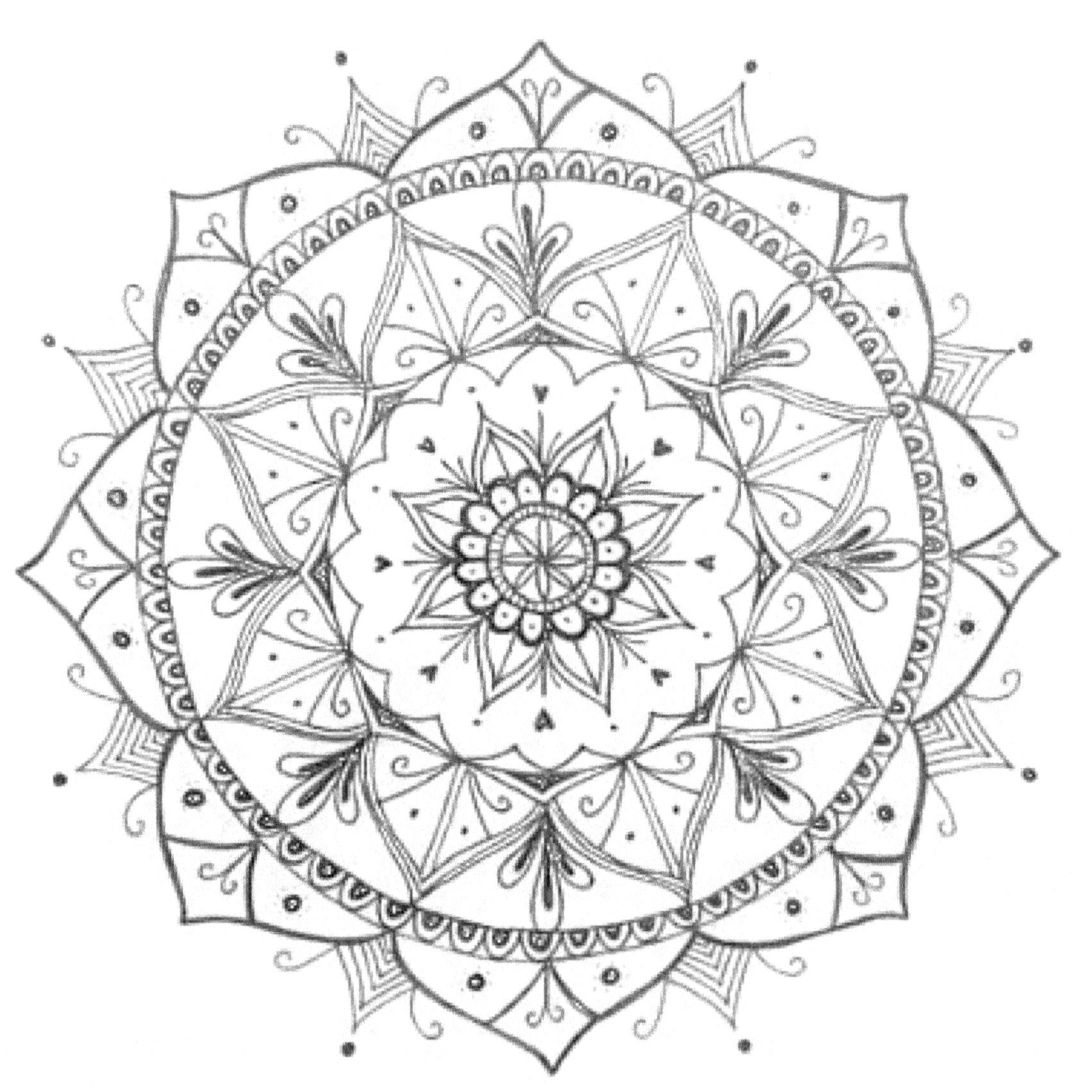

Los colores en los mandalas

"El mandala puede ser visto como una gota de sangre que puede ser estudiada, los tipos de cambios que se producen en el cuerpo y cuál es el efecto del tratamiento".

Joan Kellogg

Uno de los puntos importantes en la interpretación del mandala es trabajar con su combinación de colores. A veces puede proporcionar más información que la forma y los elementos. El color puede decir mucho sobre los sentimientos y emociones que están presentes en la vida en el momento actual.

Hay una interpretación tradicional de los colores que se basa en una larga investigación y trabajo con la gente. Pero llamo su atención sobre el hecho de que ha habido excepciones a las reglas en todos los estudios, así que tómate tu tiempo para hacer un diagnóstico.

Porque incluso los hombres y las mujeres perciben los colores de manera diferente. Las mujeres ven muchos matices. Los hombres perciben, principalmente, los siete colores básicos. No sólo eso, incluso los niños perciben los colores de manera diferente que los adultos.

Además, hay diferencias en la percepción del color en las diferentes culturas. Por ejemplo, en inglés no hay una palabra separada para la designación del color azul. Y para los vietnamitas y coreanos, el azul y el verde se designan con una palabra: *xanh*. Por lo tanto, ambas hojas y el cielo en ellas se describen por un color.

Si para profundizar aún más en la historia, es posible averiguar que en Irlanda, hasta el siglo X, el color negro se llamaba *sorcha*, que significa también "negro brillante". Esta palabra podría nombrar tanto el color del mar como el brillo del arma de acero. En los antiguos textos eslavos, sólo hay blanco y negro. El rojo se usa aquí sólo en el sentido de bello. Y el mar de Homero era de color vino, y el cielo era de cobre.

Por lo tanto, esta interpretación de los colores es sólo un "mapa del territorio, pero no un área", especialmente si nos enfrentamos a experiencias emocionales y reacciones automáticas heredadas de nuestros antepasados lejanos. Así que es mejor no poner etiquetas, sino ponerse en contacto con un especialista, donde se pueda averiguar lo que este color realmente significa para ti y con qué experiencia y vivencia profundas se asocia.

Los principales colores de la base son tres: rojo, azul y amarillo. Los otros colores se obtienen mezclándolos en diferentes proporciones.

Rojo

El rojo se interpreta tradicionalmente como fuerza vital, energía y libido. También refleja un fuerte deseo, dolor, ira, agresión. Puede ser interpretado como una declaración, una necesidad.

La ausencia de rojo en los colores puros y complejos, como el rosa, el púrpura, el naranja, puede hablar de pasividad, falta de autoafirmación y deseo de actuar.

Azul (cian)

El azul y el cian se asocian a menudo con la energía femenina en nuestra comunidad. Como símbolo de una madre buena y acogedora. El azul refleja la aceptación incondicional, hasta la pasividad absoluta y la inmersión en el inconsciente. Y la aceptación con condiciones y un intento de control violento en azul oscuro. Pero, basándose en los estereotipos de género, el azul oscuro puede interpretarse como una maternidad devoradora, controladora y abrumadora, y la ausencia de azul puede verse como una negativa a aceptar su naturaleza femenina, pasiva y receptora.

Amarillo

El amarillo se asocia con la individualidad, la conciencia, la inteligencia y la energía masculina. En la interpretación de género, se asocia con el padre y las relaciones con los hombres. Se asocia con la quinta etapa del círculo de la vida. A veces se interpreta como la más alta autodeterminación, alta autoestima e individualidad. También puede ser interpretado como conocimiento.

Ahora pasemos a los colores no primarios.

Turquesa: curar, cuidar de uno mismo y de los demás.

Melocotón: sensualidad, sexualidad corporal.

Rosa: ternura, físico natural, vida emocional.

Lavanda: despertar espiritual, virtud, renacimiento.

Púrpura (brillante, fucsia): emancipación, individualización, comienzo de un proyecto creativo, separación de la madre.

Púrpura: desarrollo, identificación, egocentrismo, vida para uno mismo.

Naranja: autoafirmación, perseverancia, autoestima, egocentrismo, ambición, relación con lo masculino, con el padre.

Verde: crecimiento, renovación, cuidado y apoyo a los demás, la actitud adulta hacia sí mismo.

Marrón: tristeza, deseo de hogar, tabú, baja autoestima, energías bloqueadas. Al mismo tiempo, puede significar una buena base, arraigada.

Gris: desesperanza, depresión, culpa. Falta de visión y comprensión de su camino. El deseo de esconderse. En mi experiencia, este color a menudo apareció antes de un gran avance. Habla de ese momento oscuro de la noche, antes del amanecer.

Blanco: espiritualidad, transformación, hoja pura, unidad en la que se une la diversidad del mundo. El blanco es todos los colores que aún no están divididos en sus espectros.

El **negro** es misterio, muerte y renacimiento, iniciación, inconsciente. A veces puede ser una expresión de depresión y dolor que no nos permitimos expresar. Pero también es la habilidad de ver la armonía y la belleza del Caos original.

Combinaciones de colores que hablan de un conflicto interno

- **Negro con rosa**: Puede hablar de autodesprecio. Es urgente restaurar la salud física y mental. Es posible tener una enfermedad psicosomática grave.

- **Rojo con negro**: Depresión e ira, que es imposible de mostrar. Necesita urgentemente condiciones donde pueda expresar socialmente adecuadamente sus sentimientos y transformarlos en creatividad.

- **Azul con rojo**: El proceso de separación de los padres está en marcha, y se necesita apoyo y comprensión.

- **Amarillo con negro**: Baja autoestima, necesitas comprometerte seriamente contigo mismo.

- **Rojo con Verde**: Conflicto. Demasiado control paterno. La necesidad de trabajar con un niño interior.

- **Negro con blanco**: La dualidad de la percepción del mundo. Conflicto entre lo espiritual y lo material. La tensión que debe transformarse en una percepción del mundo como holístico e indivisible.

La **presencia de los 7 colores del arco iris en el mandala** indica que la curación ha llegado, que el sanador interior ha despertado y que el mundo entero está lleno de armonía y alegría.

Significados de las principales formas de los mandalas

El mandala tiene una estructura geométrica compleja que a menudo se interpreta como una imagen del universo o un mapa del cosmos. Tiene una forma que consiste en un círculo exterior inscrito en un círculo delimitado por un cuadrado, y que puede contener uno o más círculos interiores, a menudo segmentados o que tienen la forma de la flor de loto. Cada mandala lleva su propio y único simbolismo, ya que cada elemento, así como su interacción, es diferente en significado.

Algunos mandalas tienen elementos e imágenes con formas que simbolizan y caracterizan ciertas cualidades, como las representadas por los *bodhisattvas* (el iluminado que busca alcanzar el estado de Buda para salvar a todos los vivos) colocados en una flor de loto. El significado básico y el mensaje que nos transmiten los mandalas es el camino hacia lo sobrenatural y universal para su iluminación.

Además de la imagen del loto (realización), el círculo (lejanía, seguridad) y el cuadrado (equilibrio y estabilidad), hay otros símbolos utilizados en los mandalas:

- Un triángulo con un vértice hacia arriba significa propósito y fuerza.
- Un triángulo con un vértice hacia abajo significa indecisión e incluso debilidad.
- Una espiral en sentido de las agujas del reloj indica el comienzo.
- Una espiral en sentido contrario a las agujas del reloj significa vacío y desperdicio de energía.
- Las líneas sinuosas se representan, más a menudo, como experiencias.
- Una cruz significa indecisión, dificultad para elegir un camino.
- La estrella de cinco puntas simboliza la libertad y la confianza en sí mismo, así como la autodefensa.
- El ojo o la pupila simbolizan la visión de lo que sucede, tal vez oculto a los demás.
- El corazón simboliza el amor y la sensualidad.
- El rayo implica una fuerza divina que cura el alma.
- El árbol simboliza la creación del universo.
- Los animales simbolizan la naturaleza del comportamiento humano en el período actual de su vida.
- Los pájaros son la conciencia y la aceptación de su alma, lo que resulta en una sensación de ligereza.

Agradecimiento

Me encuentro más que feliz al haber contribuido con un pequeño granito de arena a tu autoconocimiento. No dudes en acudir a este libro cuando necesites consuelo, despejar tu mente para alguna decisión importante o simplemente para relajarte a causa de este mundo tan ruidoso. Recuerda que aquí estaré siempre para ti.